Preparándome para mi Cirugía de tubos en los oídos

Este libro pertenece a:

Escrito por Dr. Fei Zheng-Ward   Ilustrado por Moch. Fajar Shobaru

Traducido al español por Benjamin Sanabria Azurduy

Derechos de autor © 2025 Fei Zheng-Ward

Todos los derechos están reservados. Publicado por Fei Zheng-Ward, un sello de FZWbooks. Ninguna parte de este libro puede copiarse, reproducirse, grabarse, transmitirse o almacenarse por ningún medio o forma, electrónica o mecánica, sin obtener el permiso previo por escrito del propietario de los derechos de autor.

Identificadores: ISBN 979-8-89318-095-4 (libro electronico)
ISBN 979-8-89318-096-1 (libro de bolsillo)

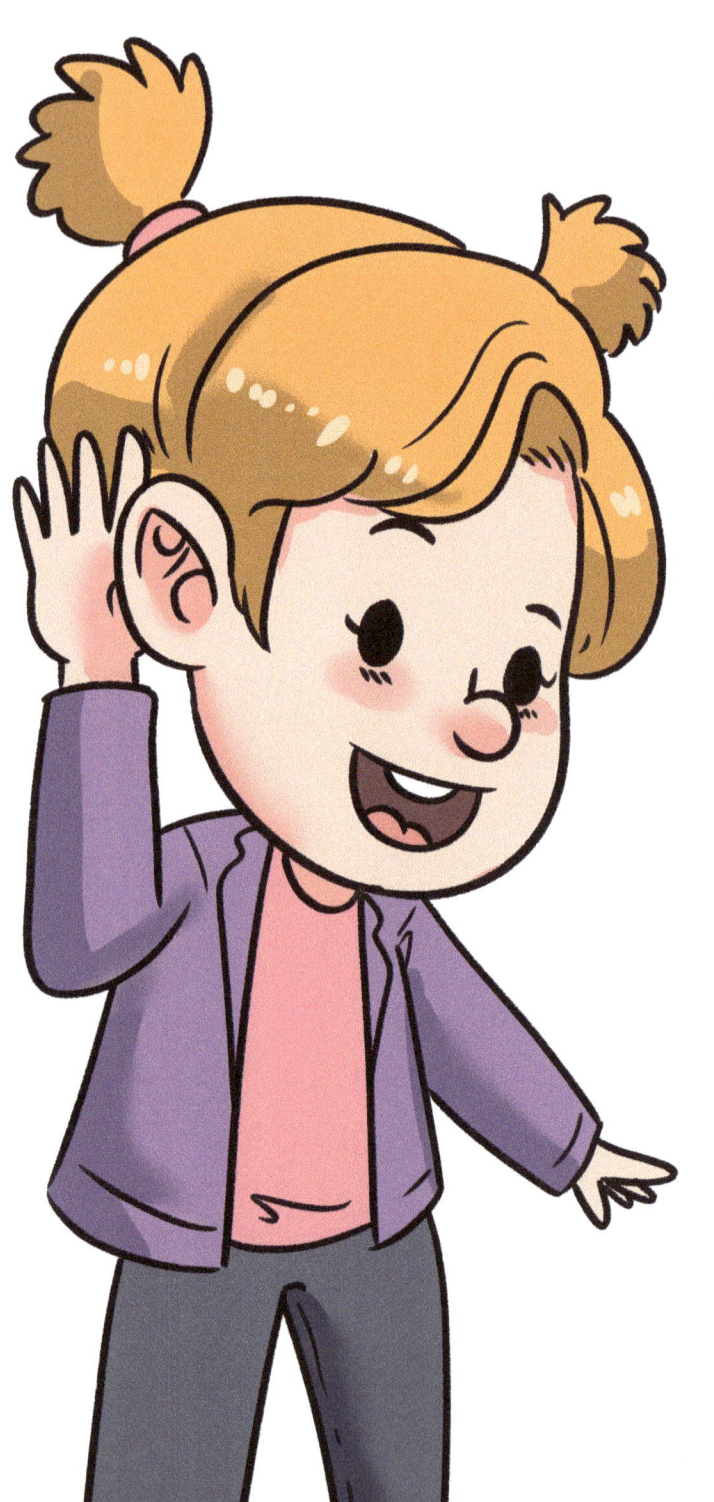

¿Qué es lo que más te gusta escuchar?

Música _____

Un cuento _____

Un chiste divertido _____

Sea lo que sea lo que más te guste, necesitas oír bien para poder aprender y crecer.

¿Sabías que cada uno de tus oídos tiene tres partes principales?

Son la oreja externa, el oído medio y el oído interno.

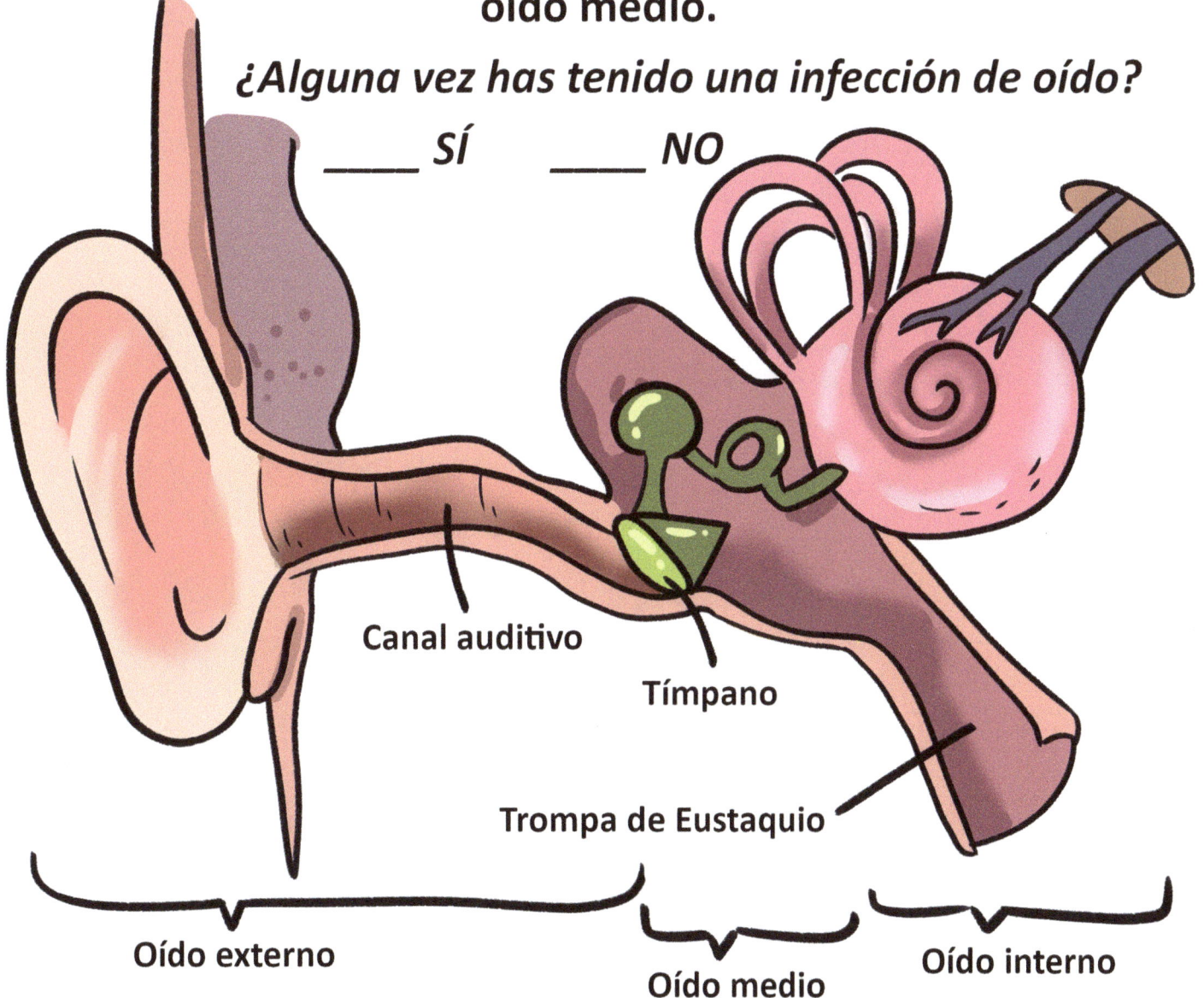

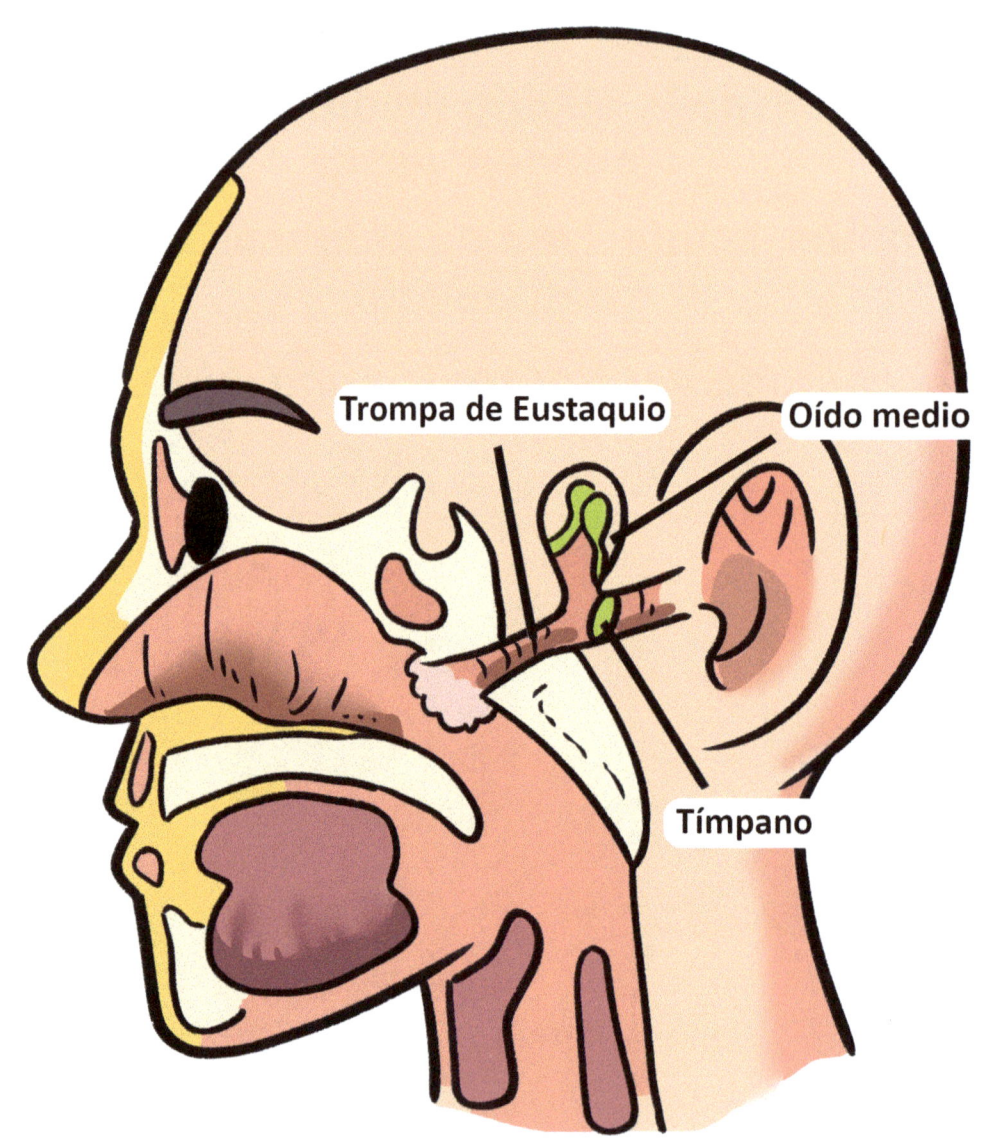

La trompa de Eustaquio conecta el oído medio con la parte posterior de tu nariz y normalmente está cerrada. Se abre ocasionalmente para equilibrar la presión entre tu oído medio y el mundo exterior.

Cuando la trompa se abre, es posible que escuches tu oído "estallar."

<u>Dato curioso</u>: ¿Sabías que abres tu trompa de Eustaquio cuando abres la boca ampliamente, bostezas, soplas suavemente por la nariz, chupas una paleta o tragas?

La presión en tu oído te da la sensación de que está tapado, lleno o congestionado, y no puedes oír bien.

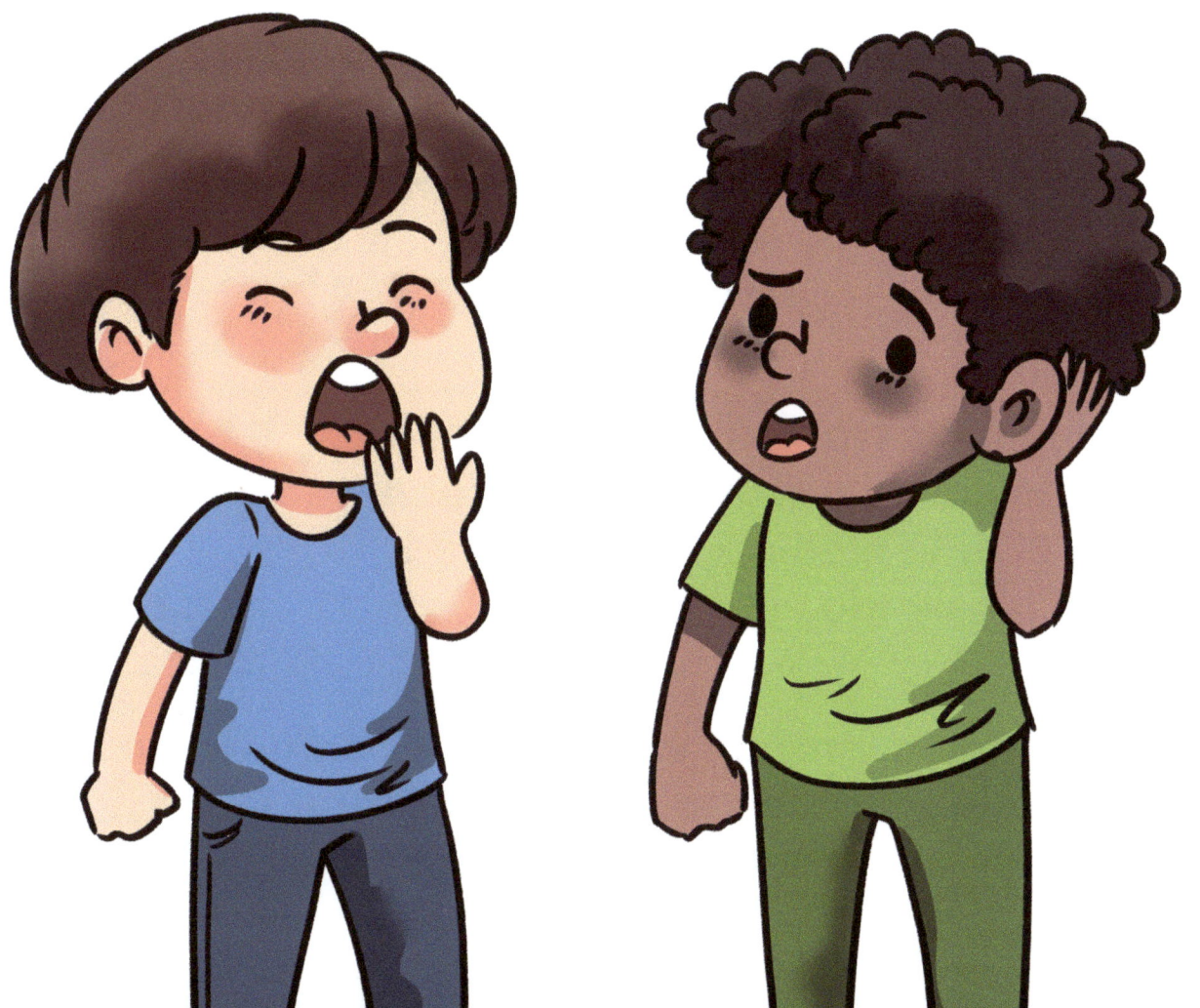

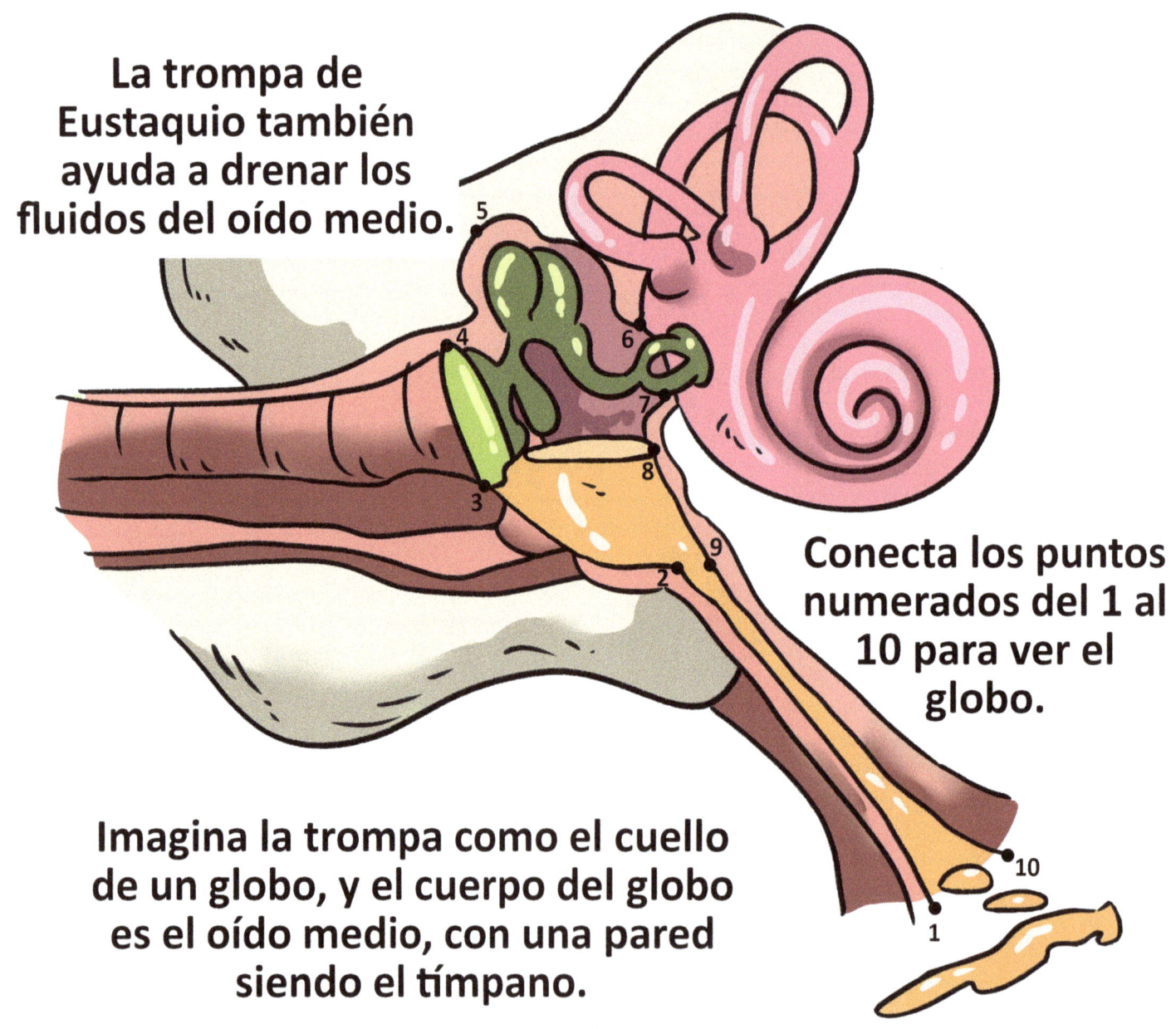

La presión dentro de tu oído medio cambia cuando viajas en avión, subes o bajas una montaña, vas a bucear o tienes un resfriado o una infección sinusal.

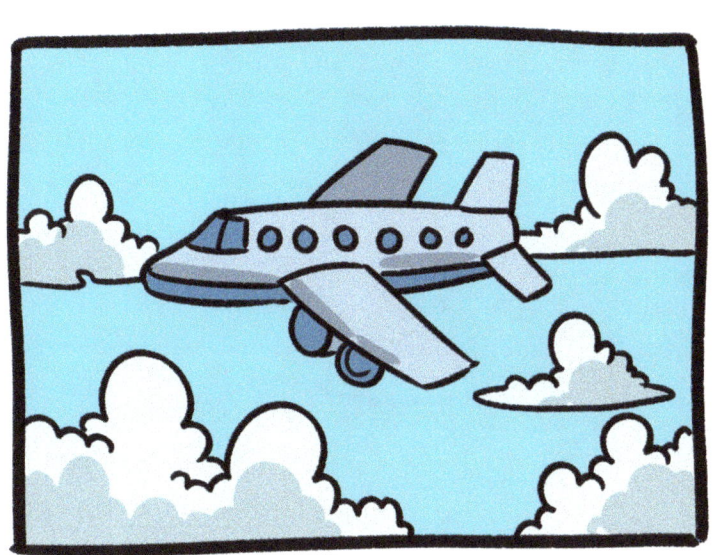
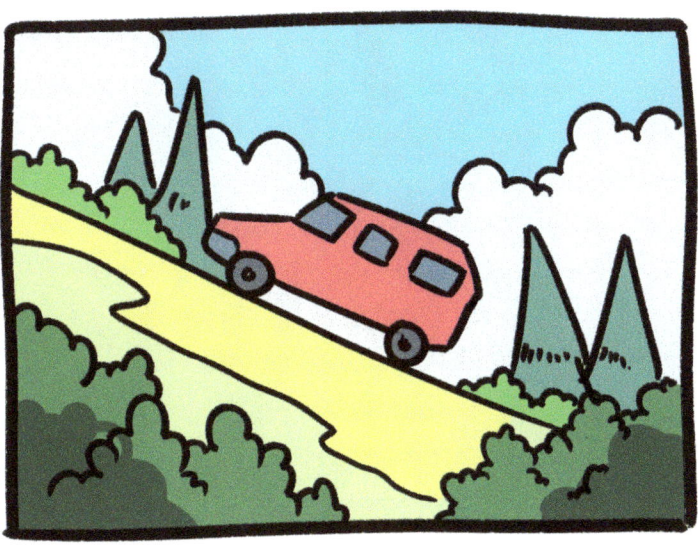
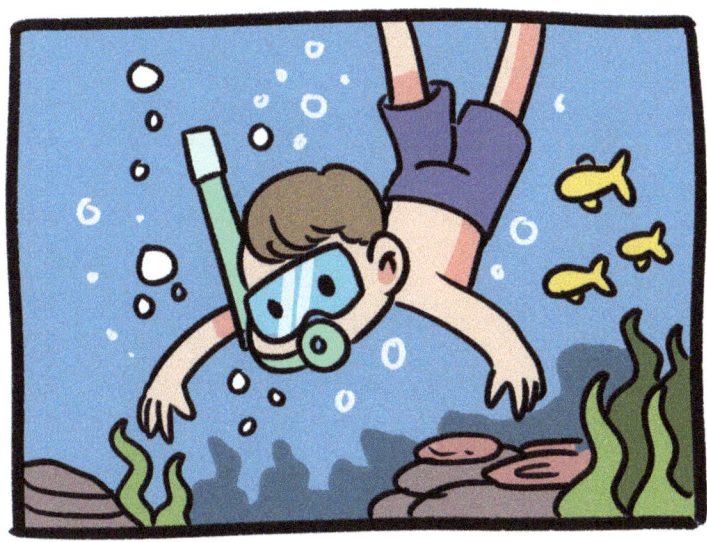
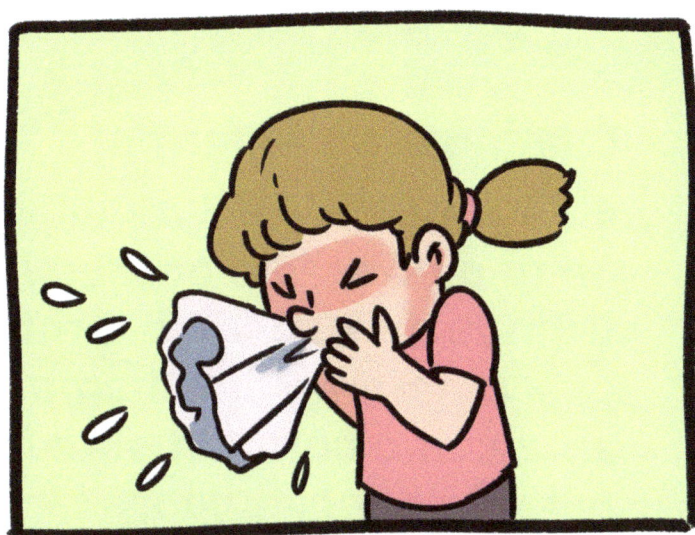

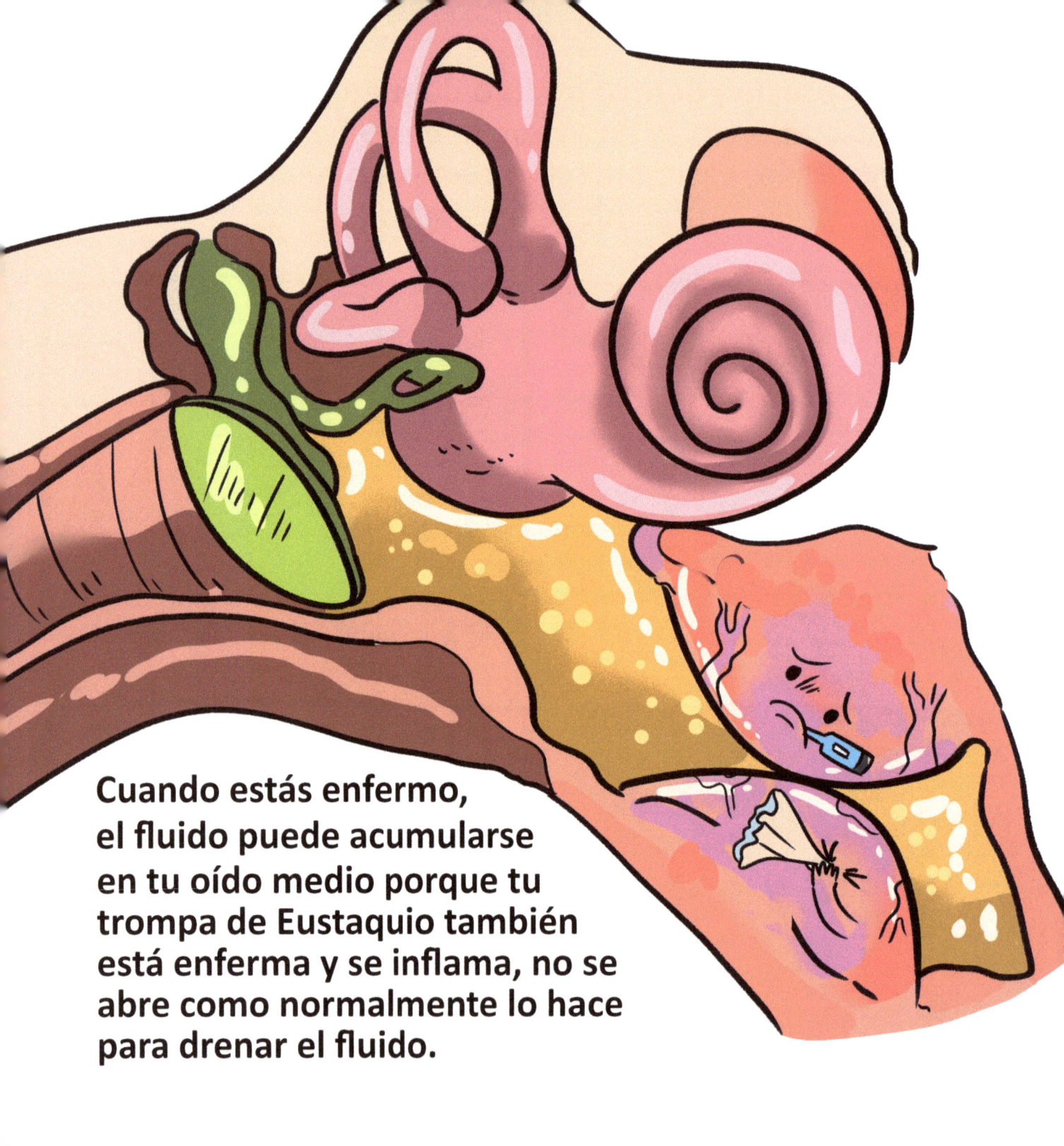

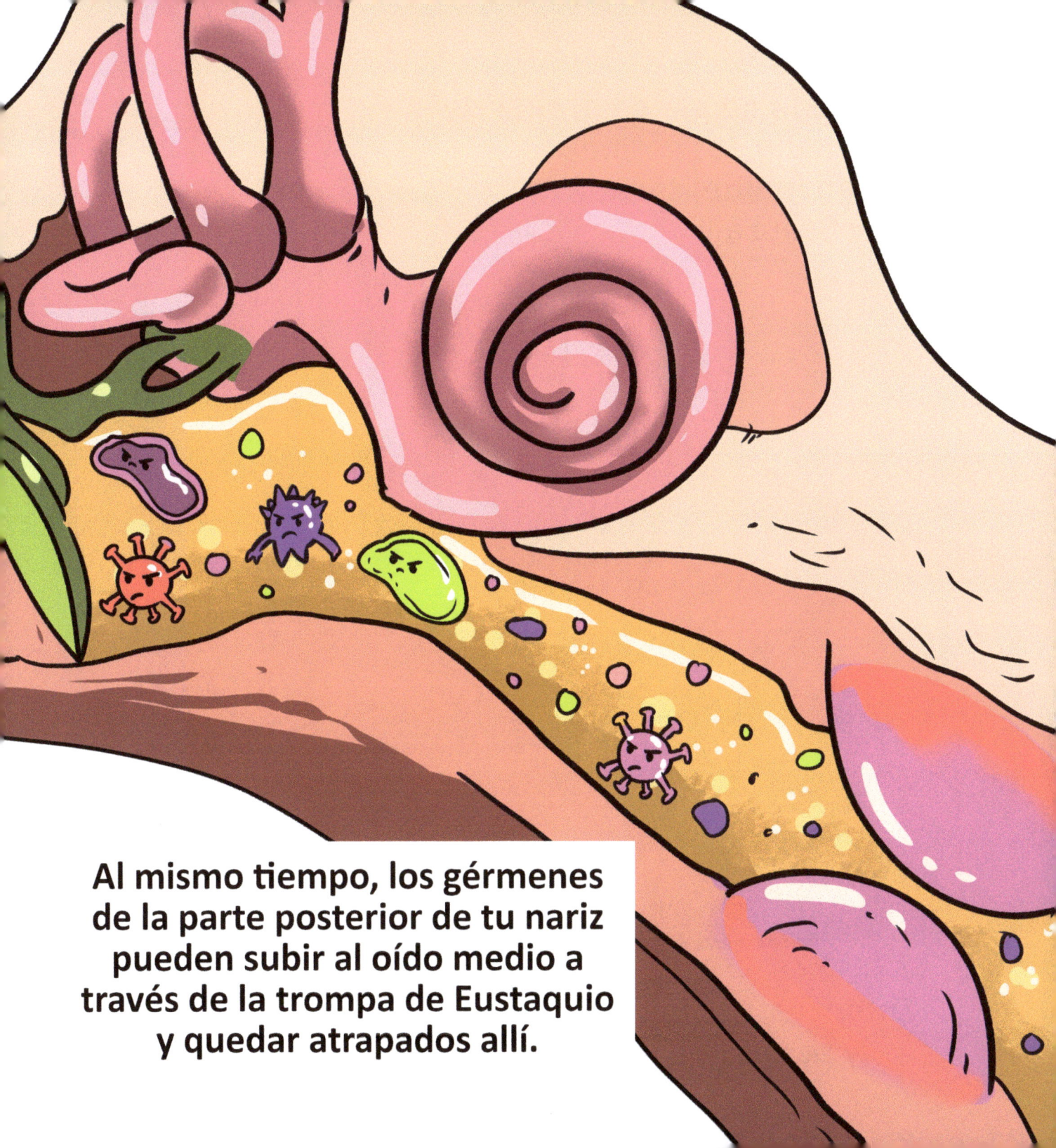

Si el fluido no puede drenar del oído medio, los gérmenes pueden multiplicarse y hacer fiesta allí.

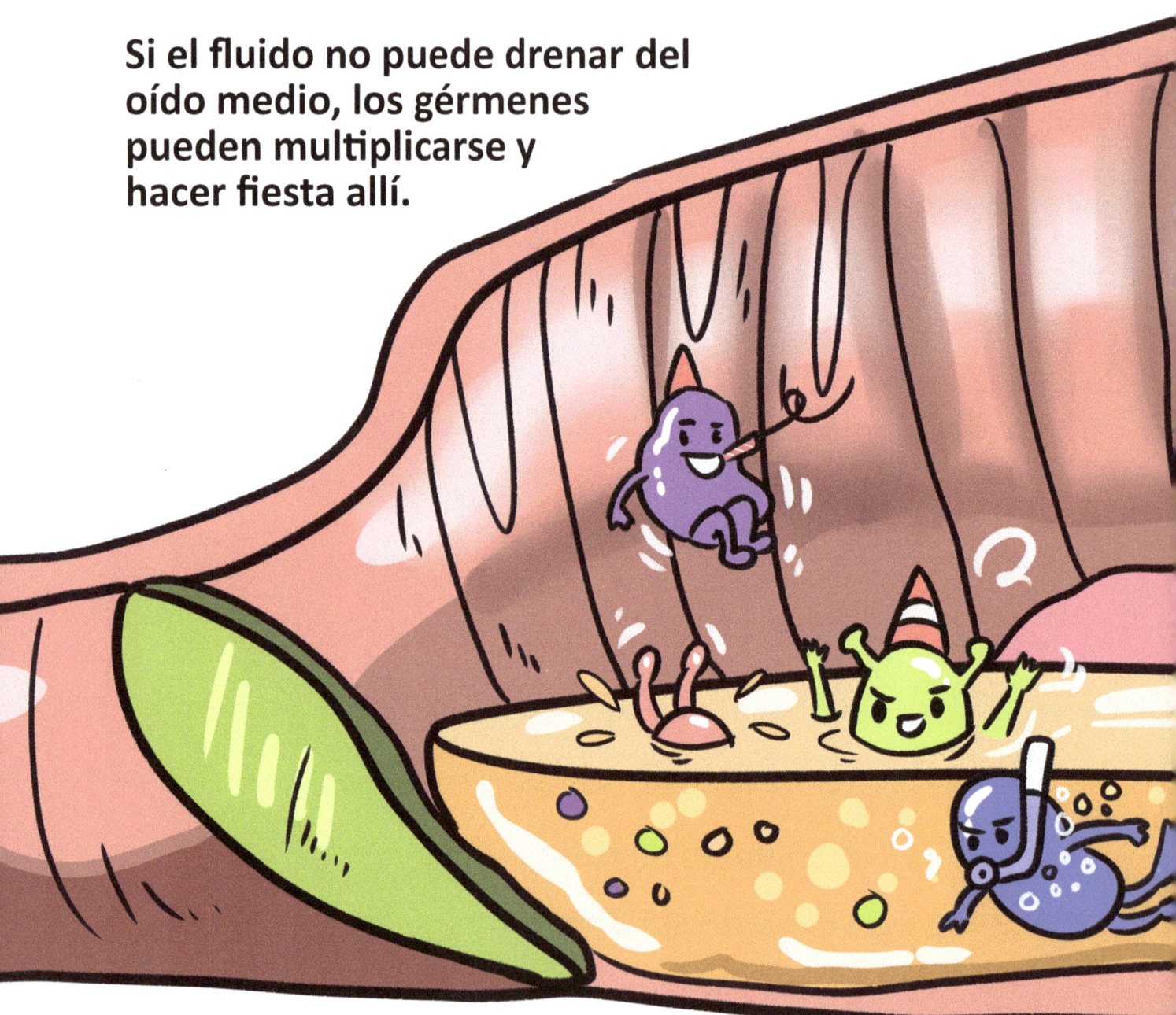

Entonces, tu oído medio se pone rojo e inflamado, y tienes una infección llamada otitis media.

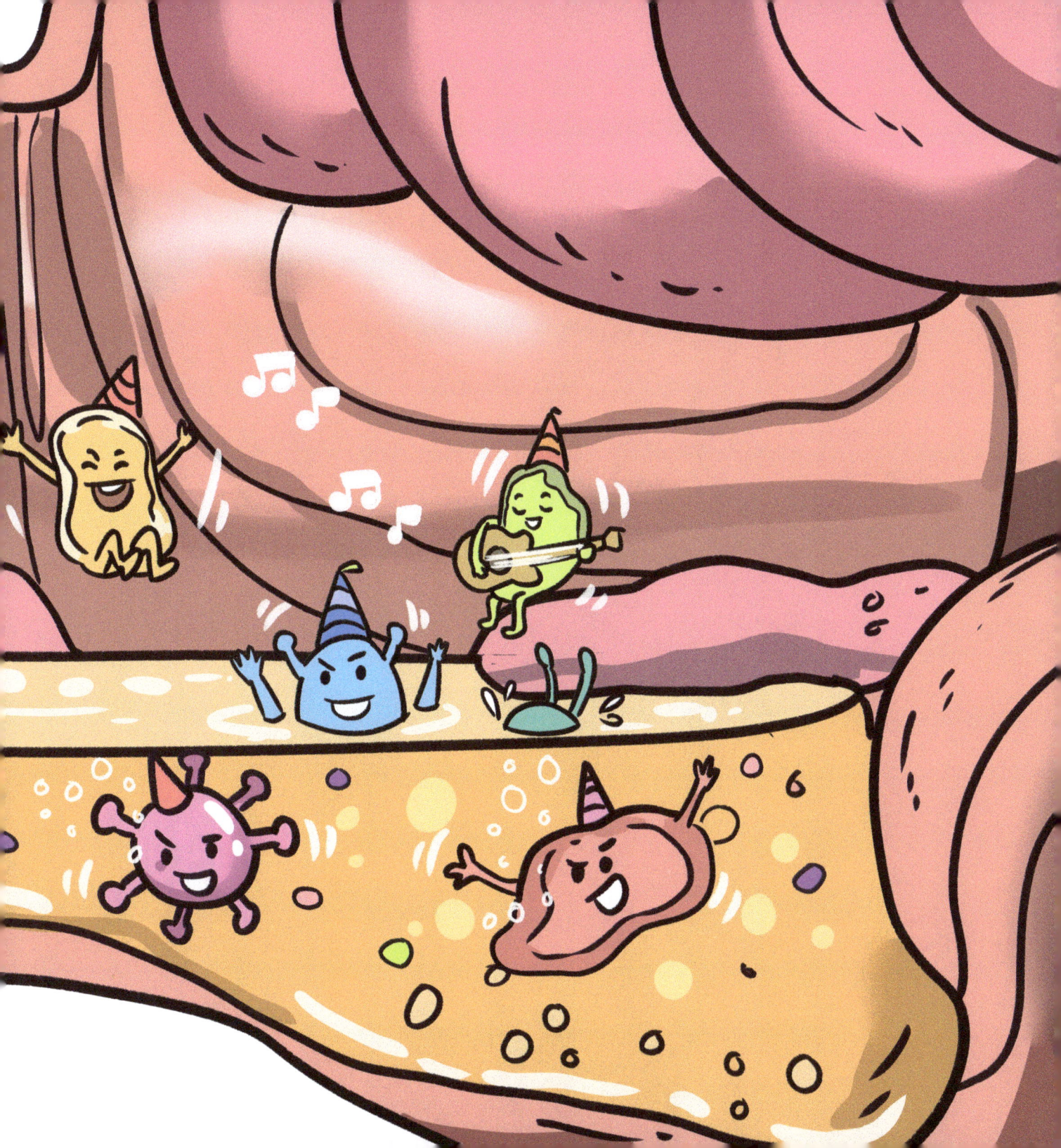

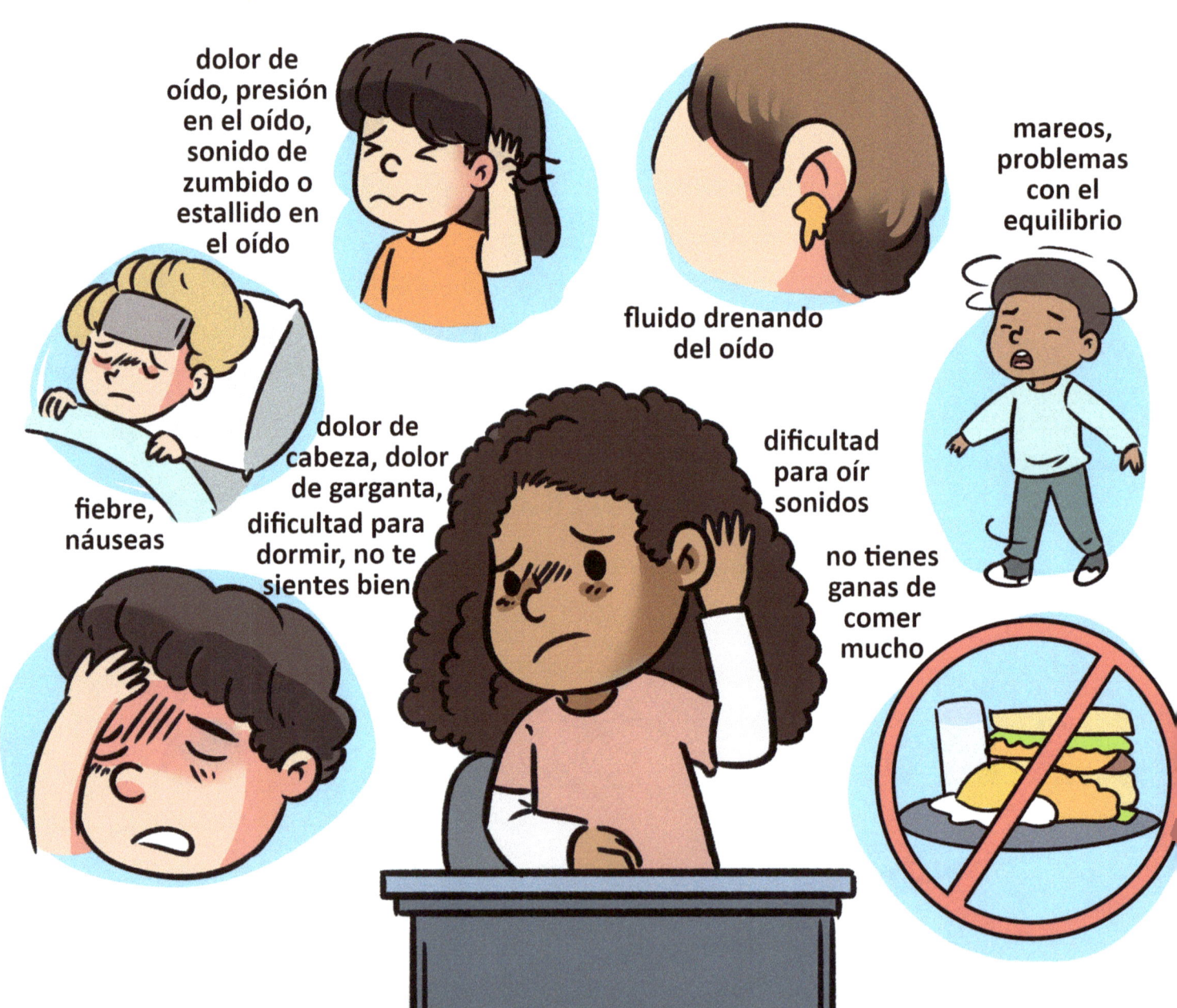

Es difícil aprender nuevas palabras o disfrutar de tu música favorita si no puedes oír bien.

A menudo, tu infección de oído mejora por sí sola. Si no es así, podrías tomar medicina para mejorar.

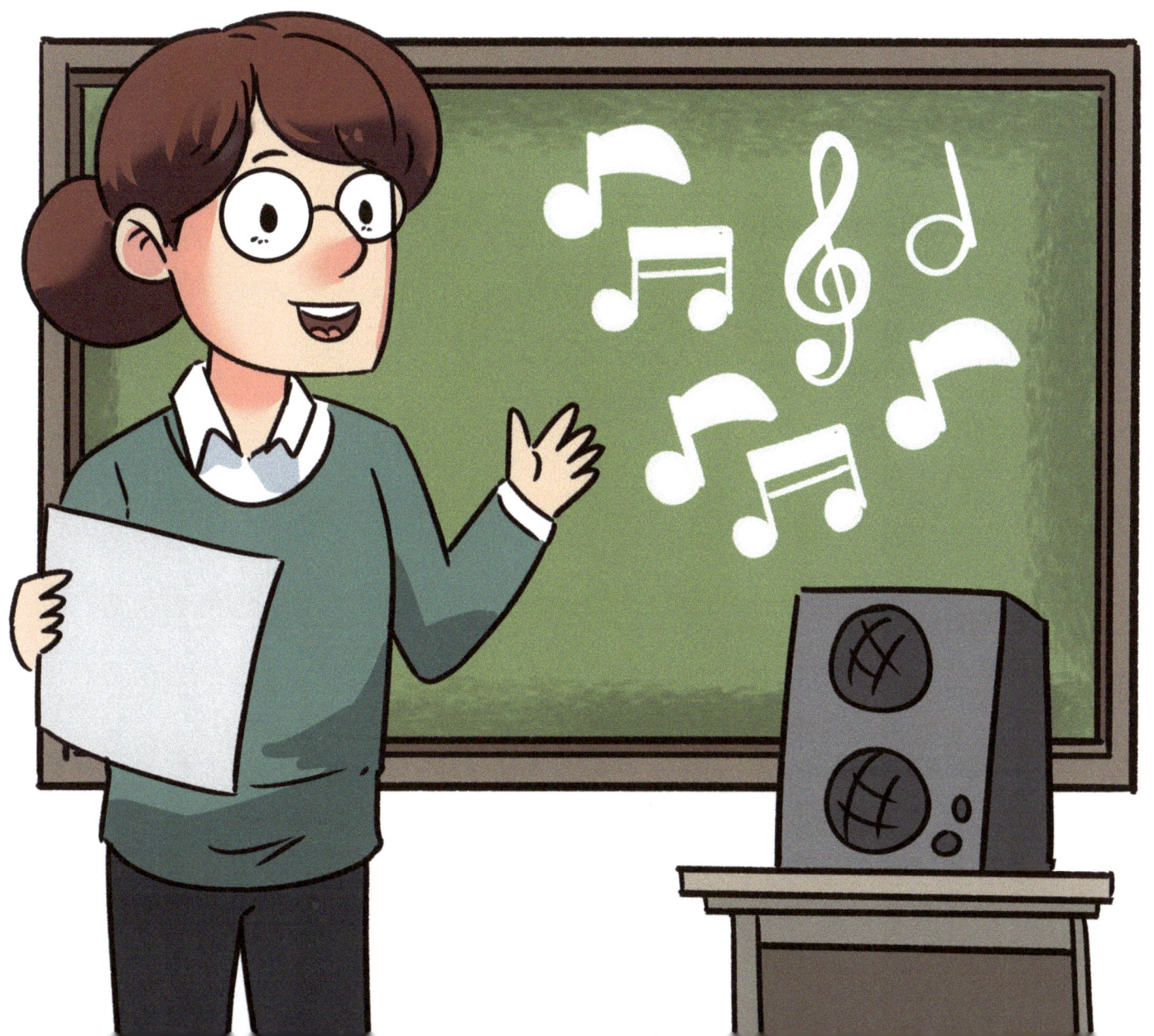

Tu doctor, que es amigable y cuidadoso, puede escuchar tu corazón y pulmones y revisar tu nariz y oídos.

Si sigues teniendo infecciones de oído medio, tu doctor puede recomendar que te coloquen un tubo de oído en tu tímpano para ayudar a drenar el fluido hacia tu canal auditivo.

¿Qué oído te dijo tu doctor que necesita un tubo de oído?

Encierra en un círculo tu respuesta a continuación.

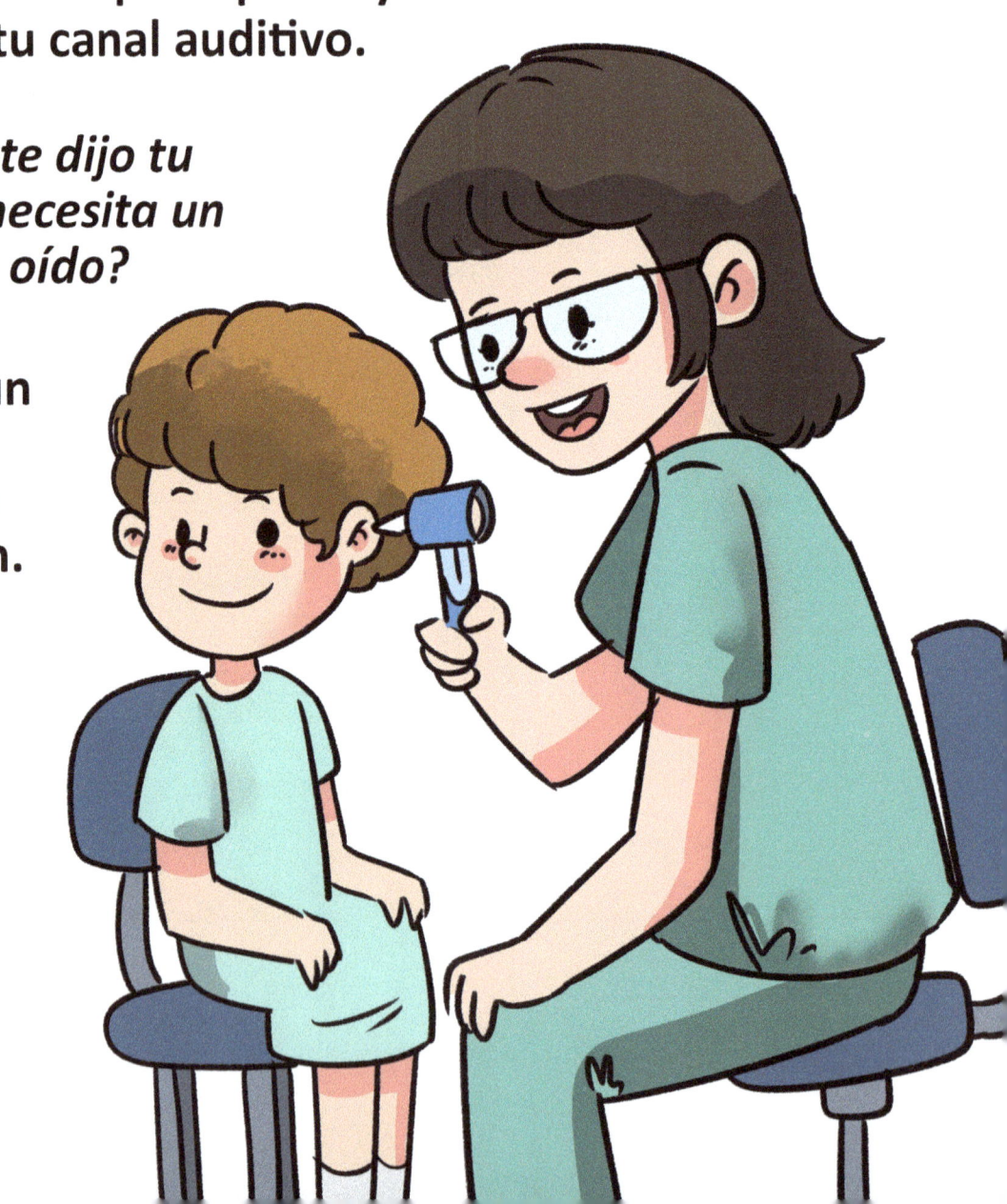

Izquierdo

Derecho

Ambos

Un tubo de oído es pequeño y hueco y viene en diferentes colores como blanco, azul o verde. Puede ser de plástico o metal.

¿Qué color de tubo de oído te pondrás?
Encierra en un círculo el tuyo a continuación.

Azul   Blanco   Verde   Metal

Tamaño de una moneda de 25 centavos de dólar americano.

Tamaño de los tubos de oído.

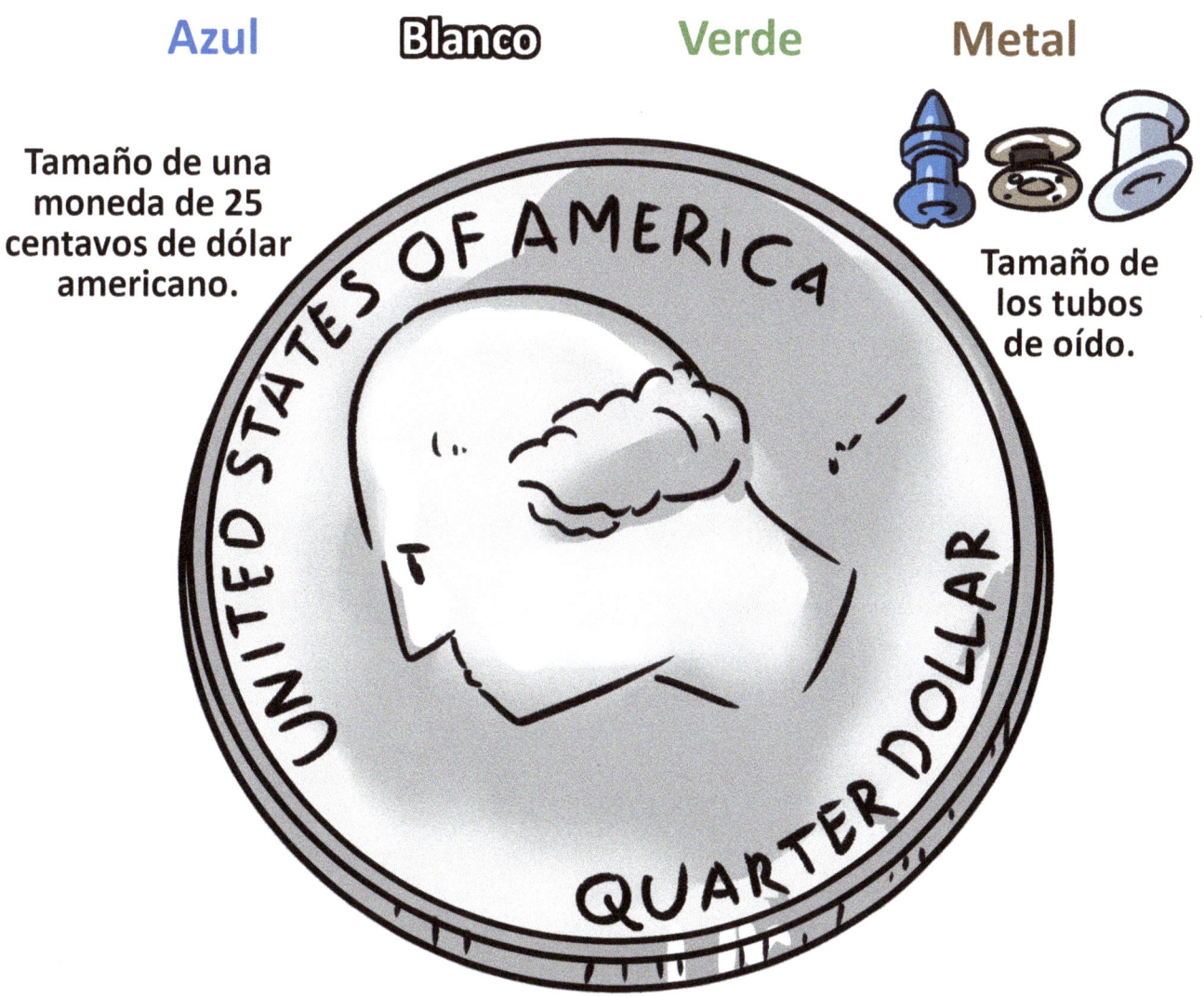

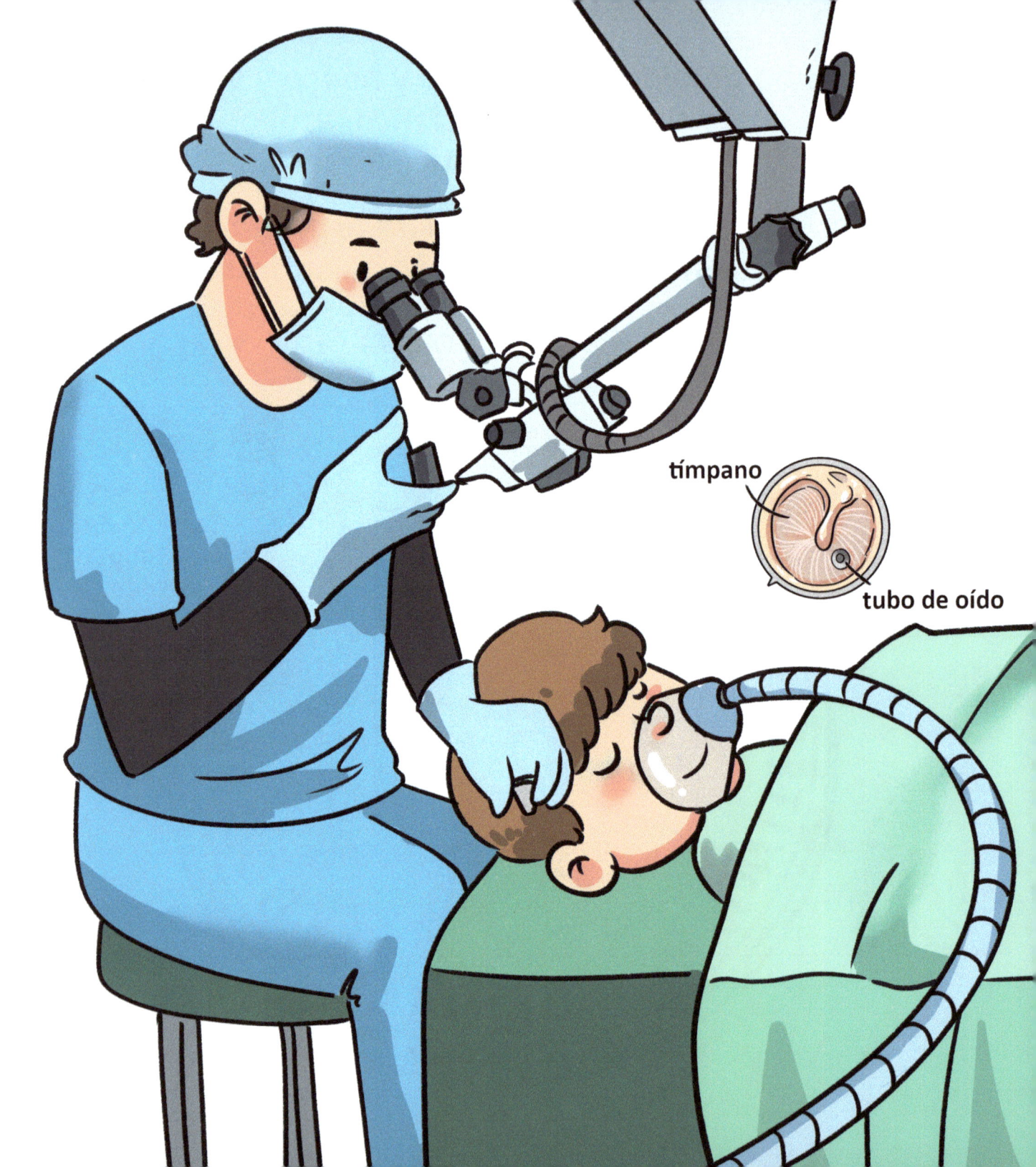

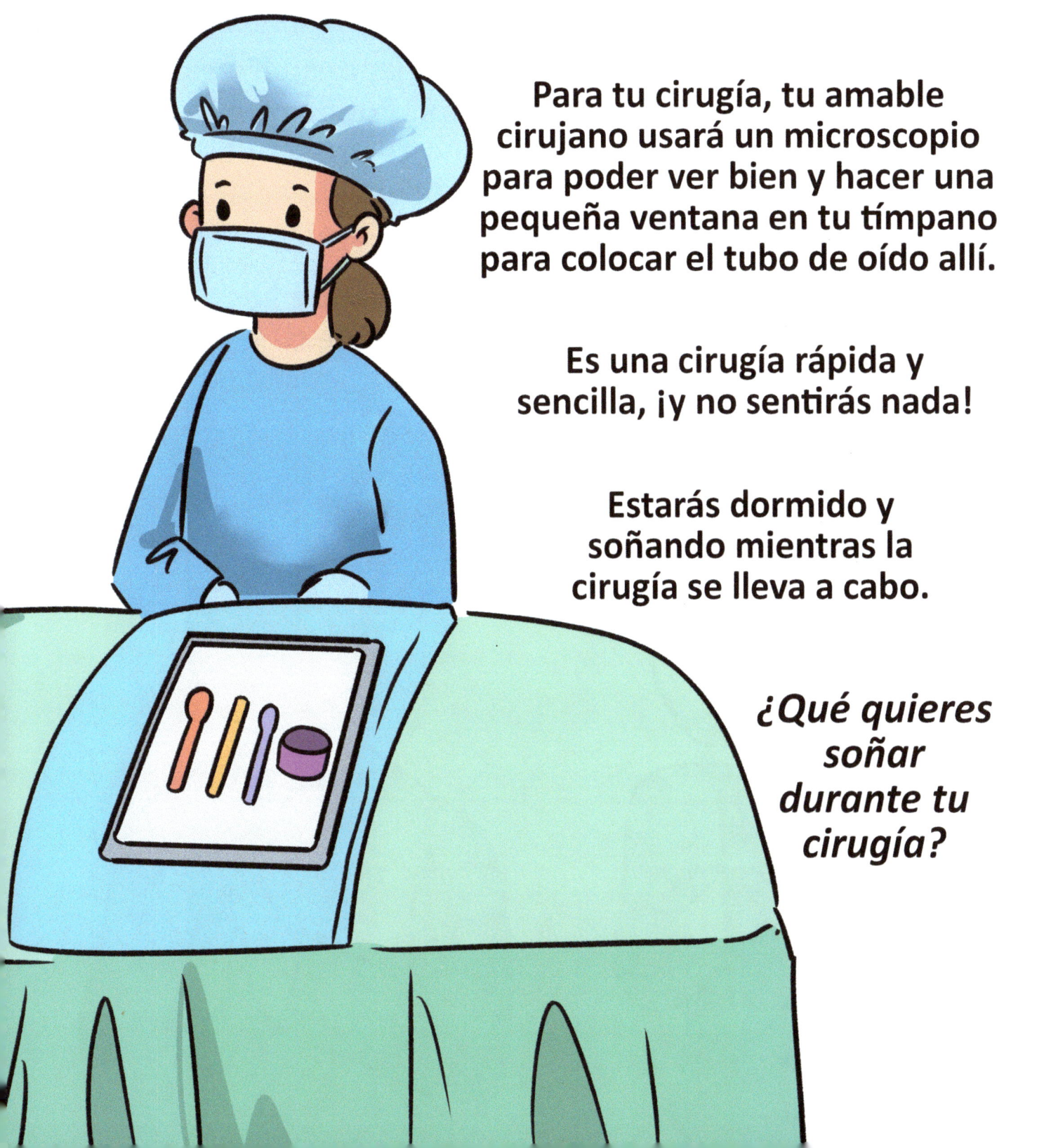

Para tu cirugía, tu amable cirujano usará un microscopio para poder ver bien y hacer una pequeña ventana en tu tímpano para colocar el tubo de oído allí.

Es una cirugía rápida y sencilla, ¡y no sentirás nada!

Estarás dormido y soñando mientras la cirugía se lleva a cabo.

¿Qué quieres soñar durante tu cirugía?

Después de que termine tu cirugía, despertarás en la sala de recuperación del hospital. Puede que te sientas un poco incómodo, pero no te preocupes, tu enfermera te dará una medicina especial para ayudarte a sentirte mejor.

Todos en la sala verán lo valiente que has sido y estarán muy orgullosos de ti!

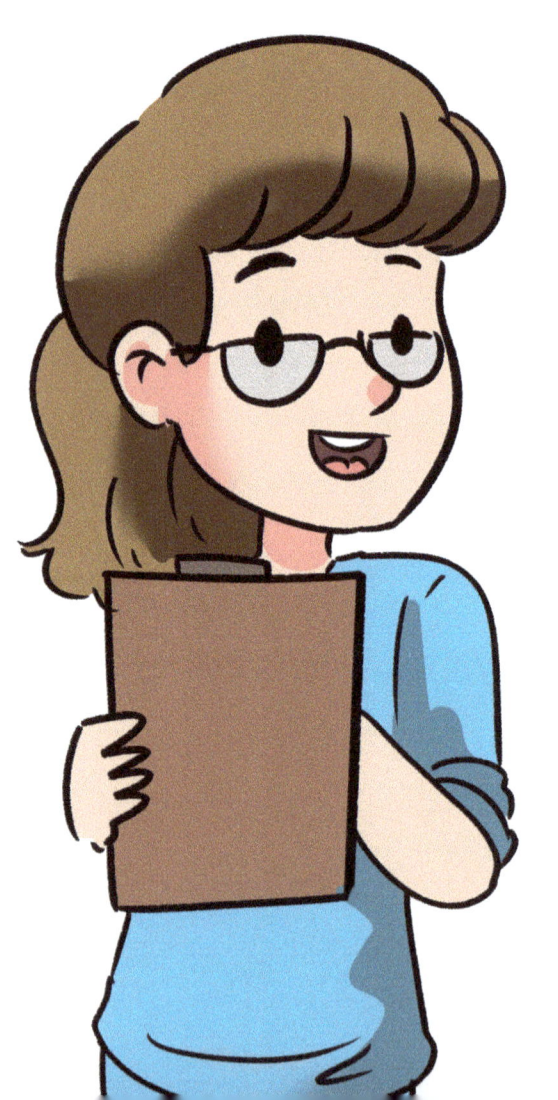
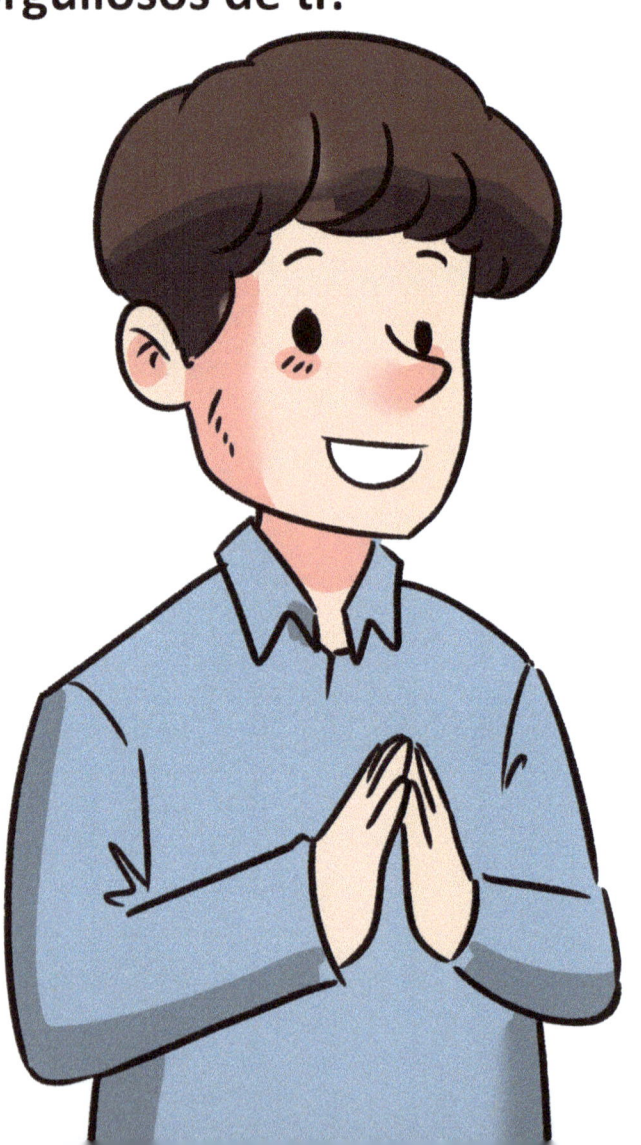

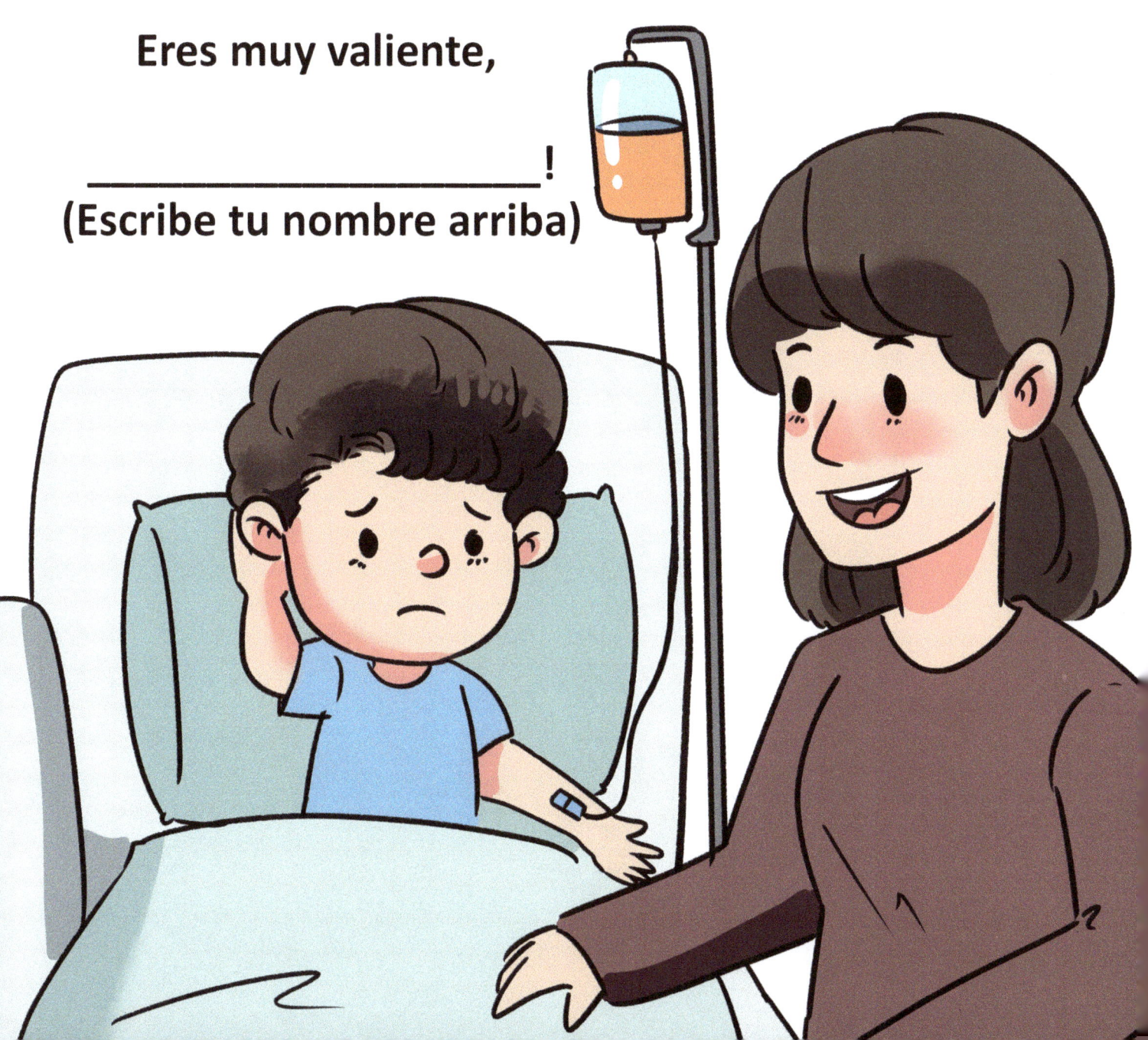

¿Qué cosas te ayudarían a sentirte mejor y más cómodo después de tu cirugía?

Eres muy valiente, _____!
(Escribe tu nombre arriba)

Mientras te recuperas de tu cirugía, puedes tener fiebre, ser un poco sensible a los sonidos y no tener ganas de comer mucho.

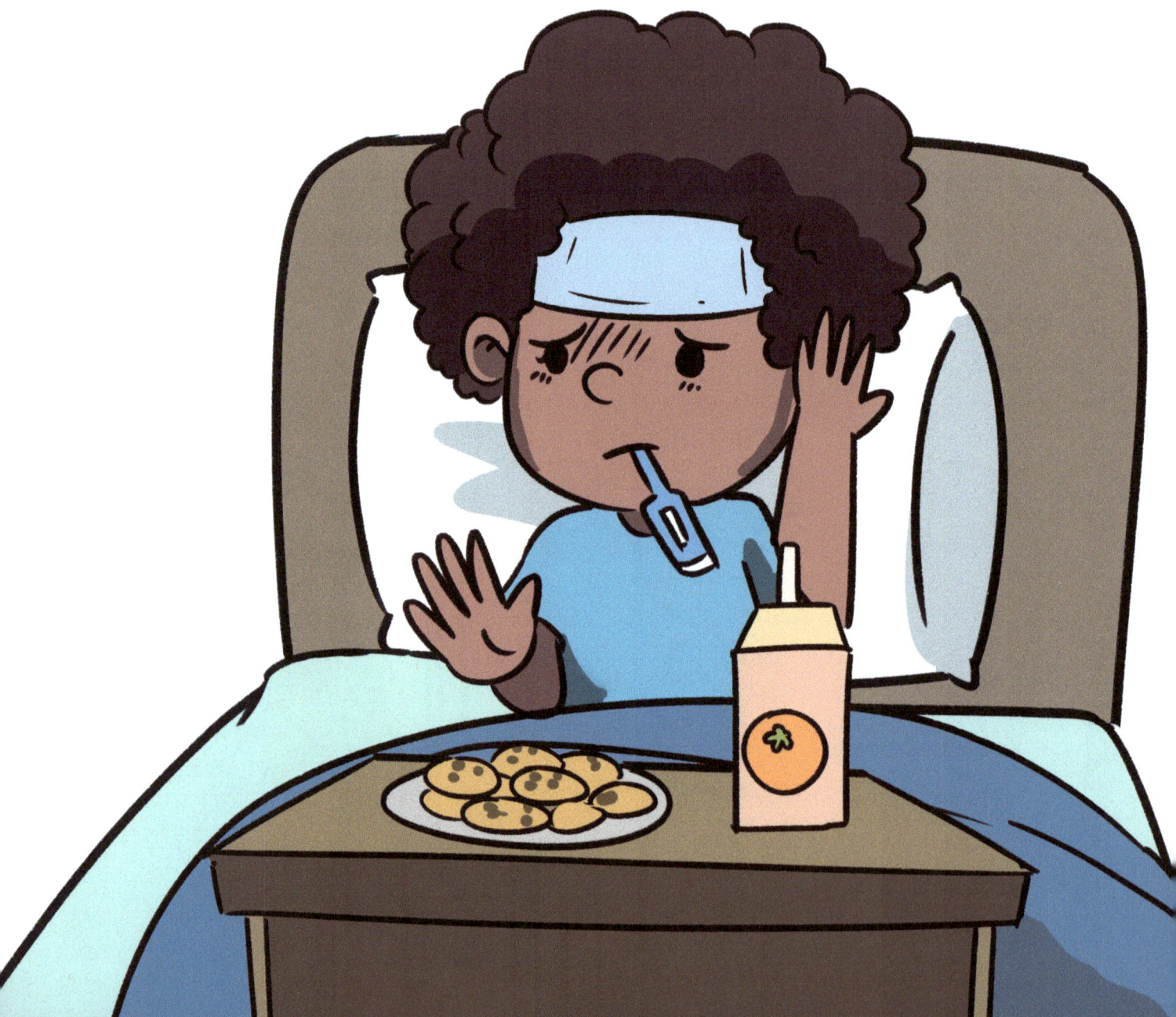

Incluso podrías sentir algo de fluido saliendo de tu oído. Todo eso es normal y mejorará.

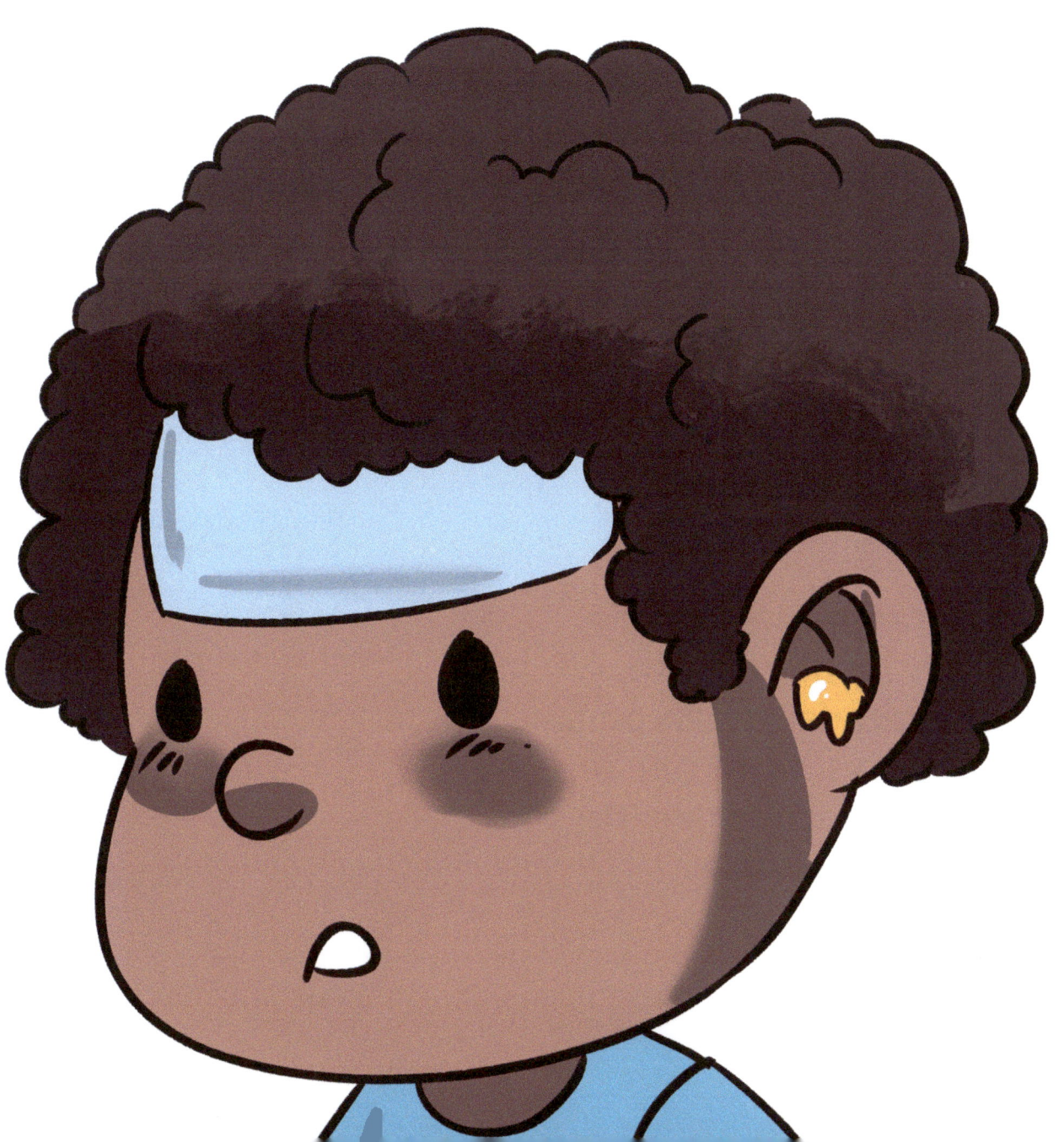

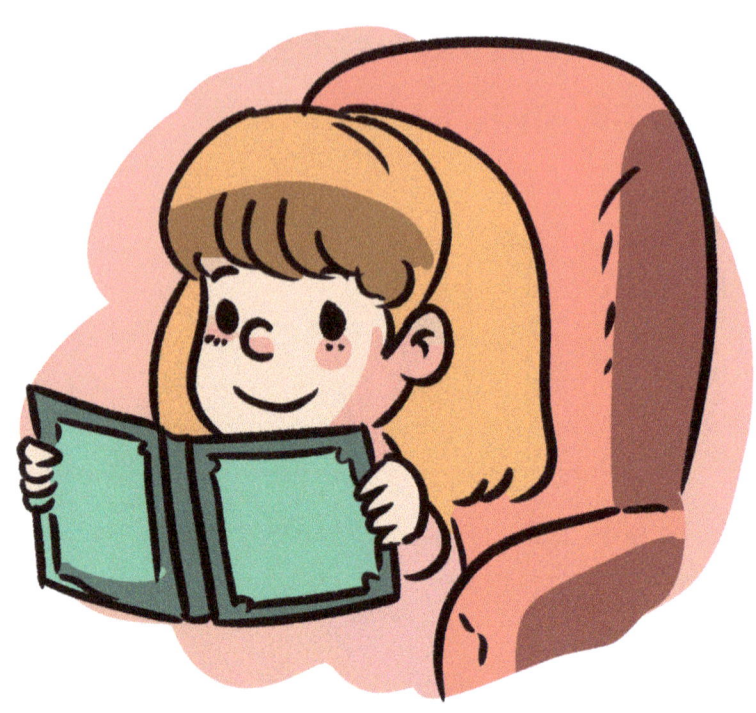

¿Qué cosas puedes hacer mientras te recuperas de tu cirugía?

Durante este tiempo, por favor, relájate, y concédele tu tiempo a mejorar hasta que te hayas recuperado de la cirugía.

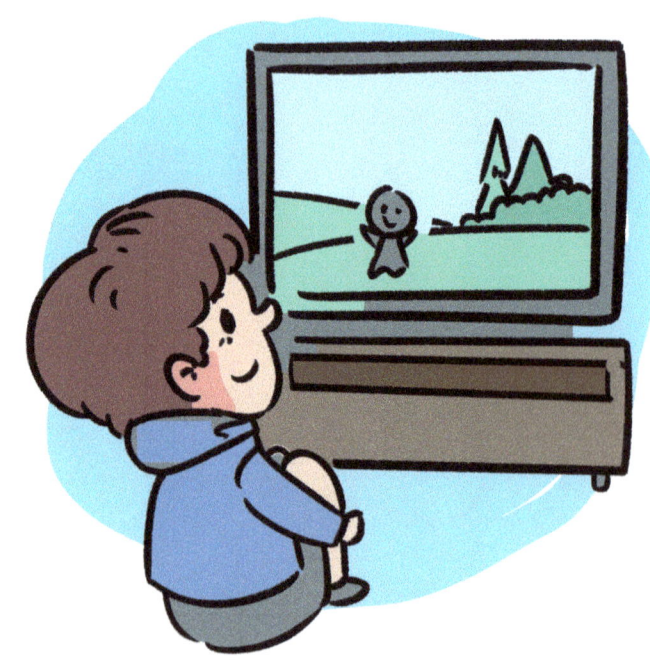

Una vez que el tubo de oído esté en su lugar, cualquier fluido en tu oído medio podrá drenarse fácilmente y te sentirás y oirás mejor.

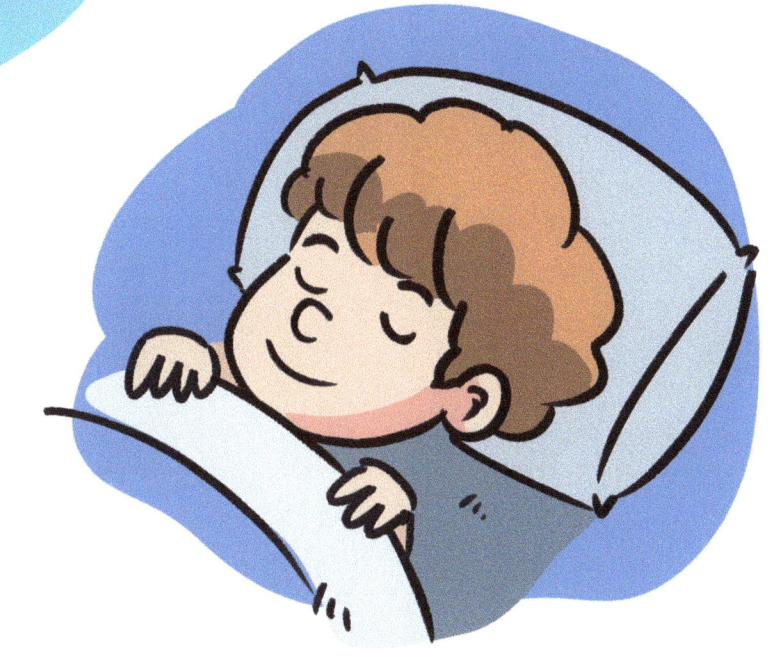

Yo planeo:

_____ **Leer libros**

_____ **Ver películas**

_____ **Dibujar o colorear**

_____ **Descansar**

Otro: _____

**Probablemente recibirás gotas especiales para tu oído.
Las gotas pueden sentirse un poco frías,
pero ayudan a combatir los gérmenes para ayudarte a
sentirte mejor más rápido.**

No te preocupes, tu papá o mamá te ayudará.

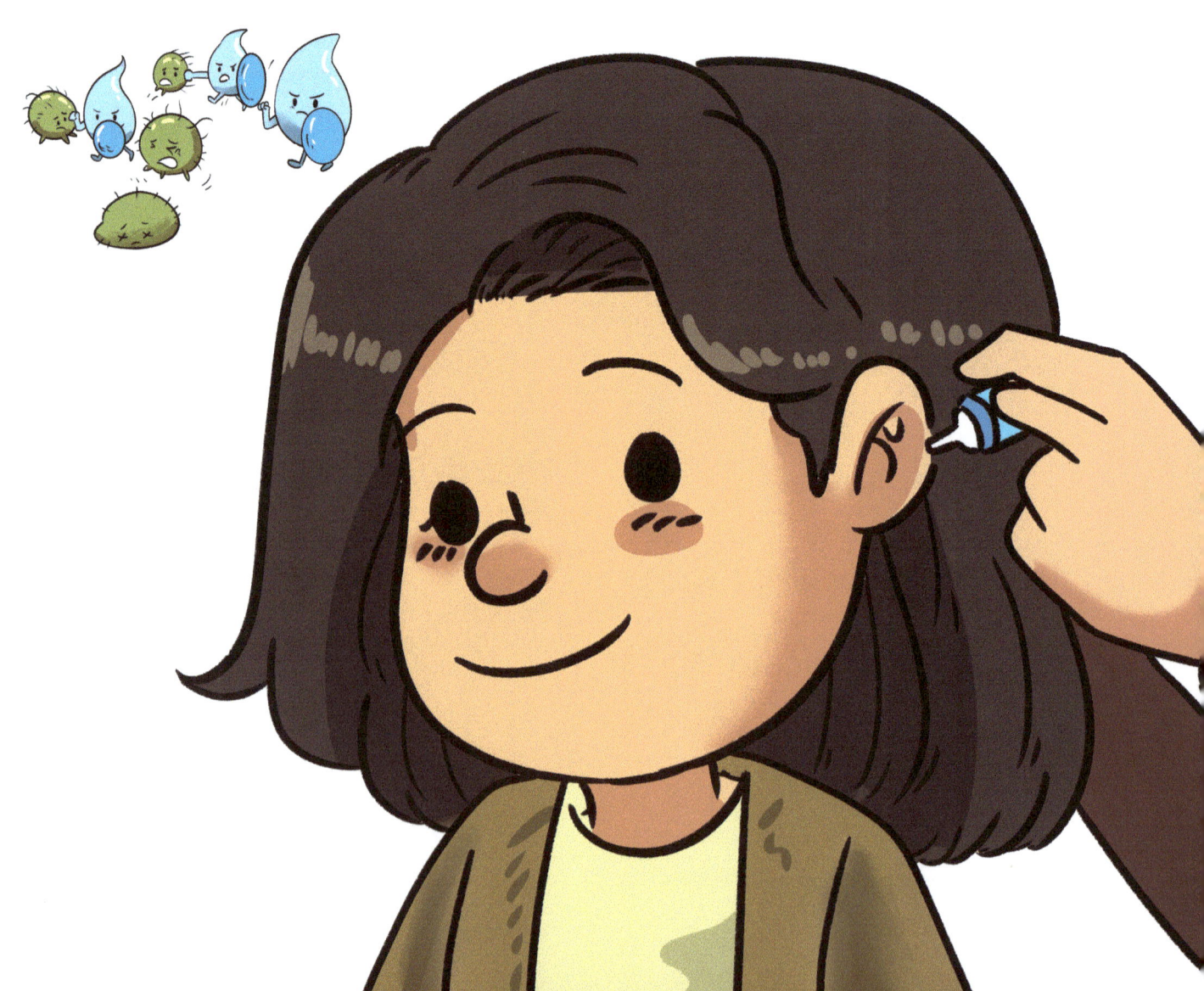

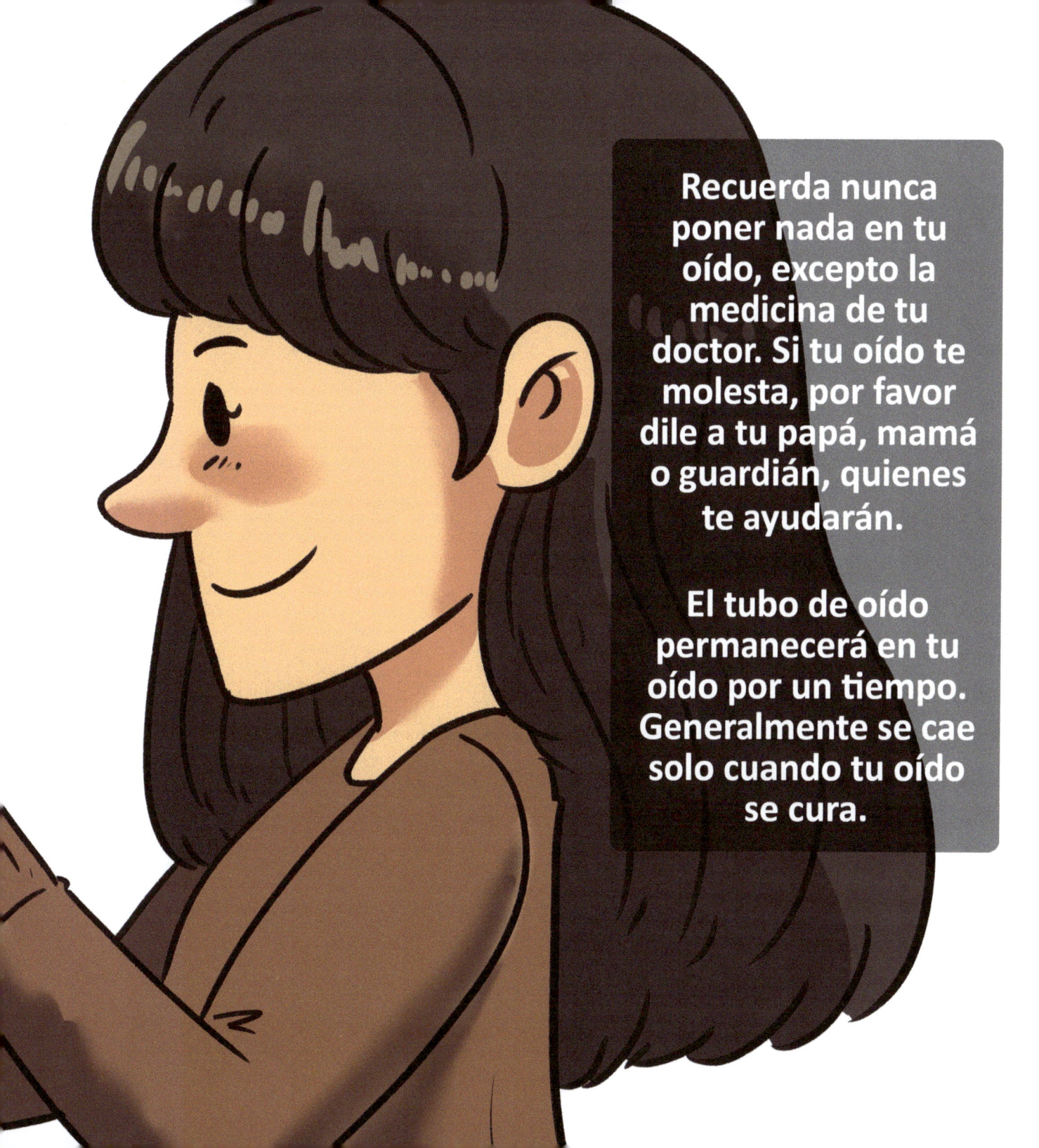

Si mantienes tu cabeza fuera del agua, puedes bañarte e incluso nadar en agua limpia sin tapones para los oídos.

Pero si prefieres usar tapones para los oídos, ¡puedes hacerlo!

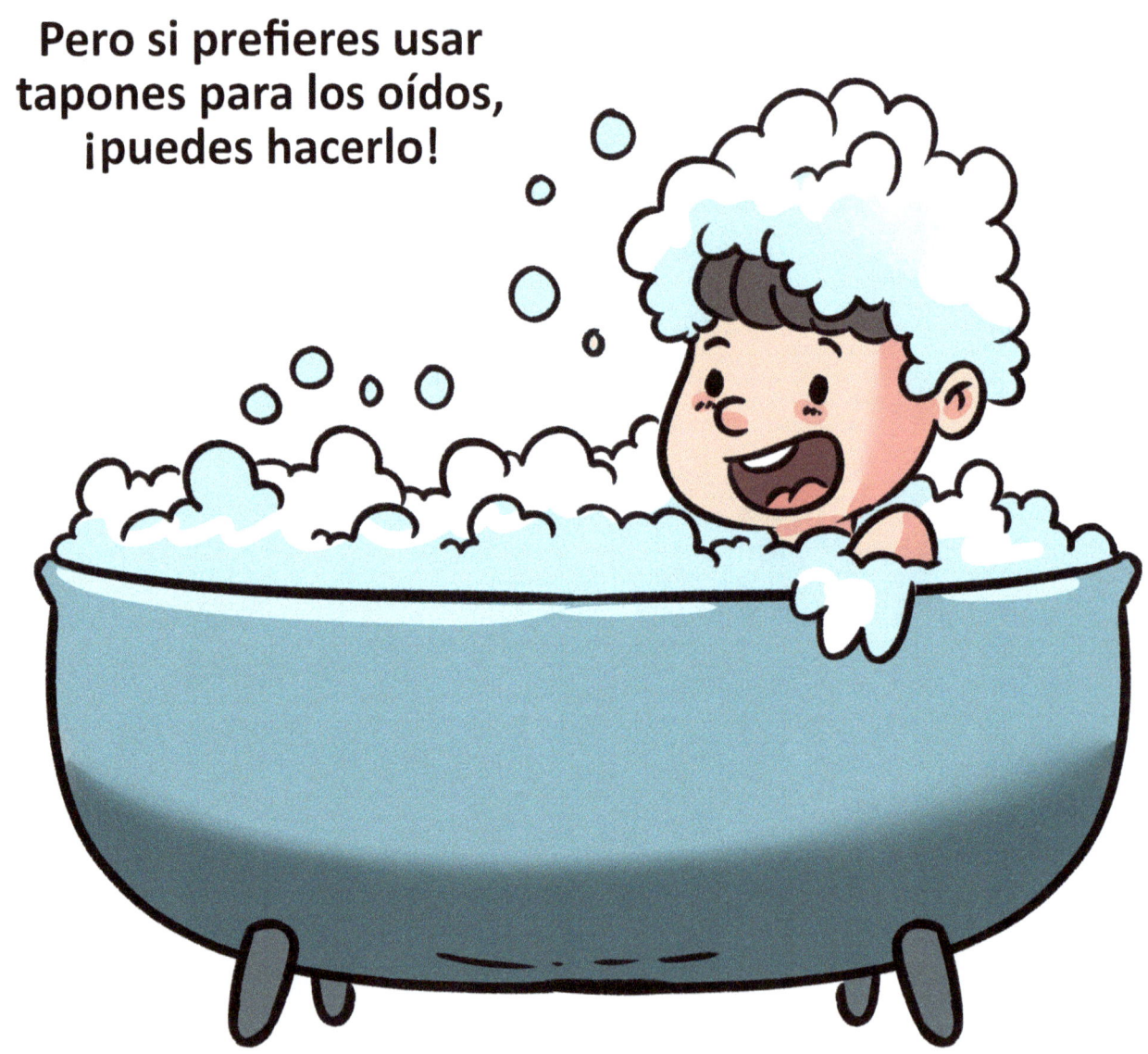

No te preocupes, tu doctor le dirá a tu papá o mamá cómo cuidar tu oído mientras se sana.

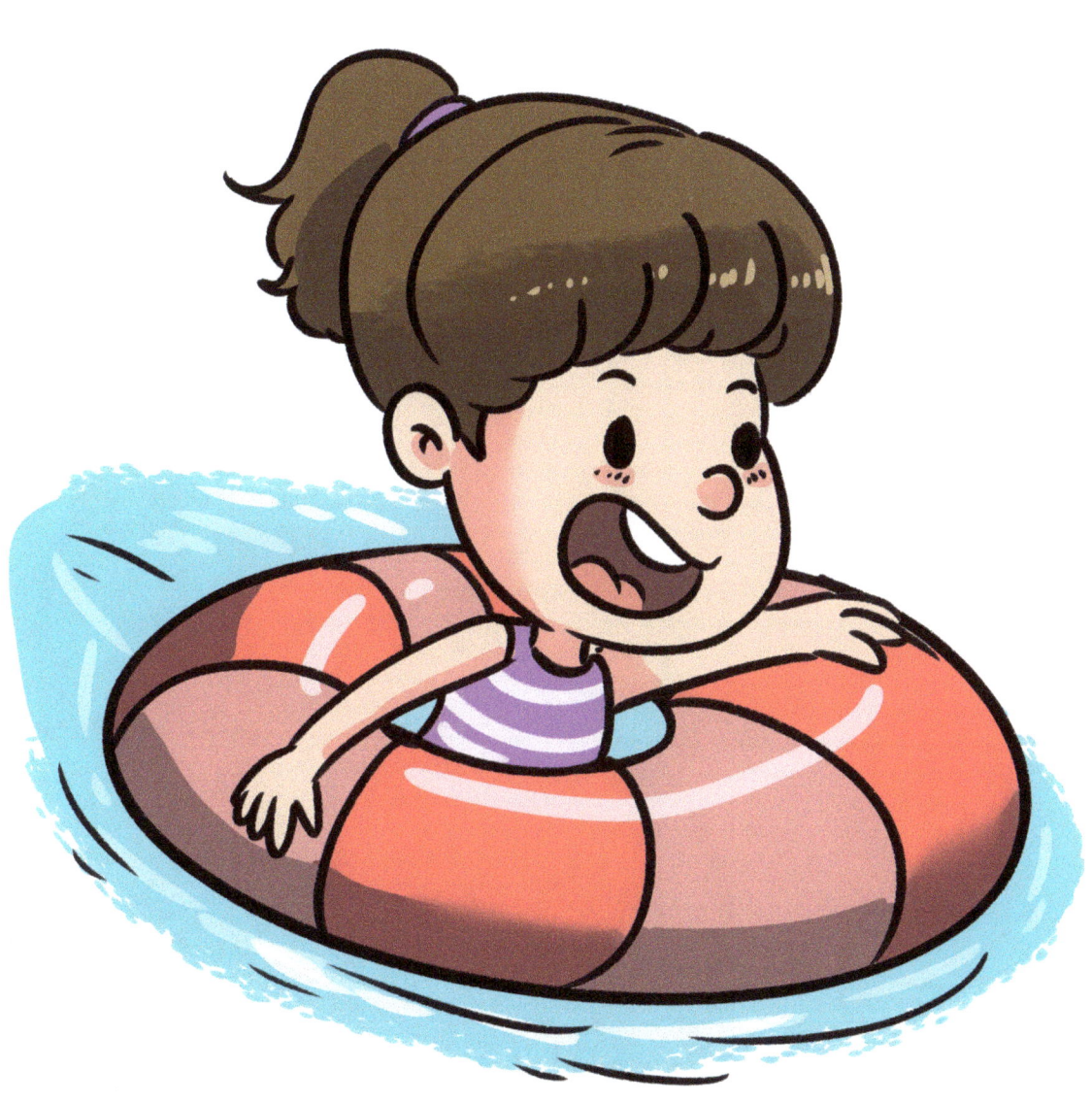

Mientras tengas el tubo de oído, verás a tu doctor de vez en cuando para asegurarse de que esté funcionando y de que tu oído se esté curando bien.

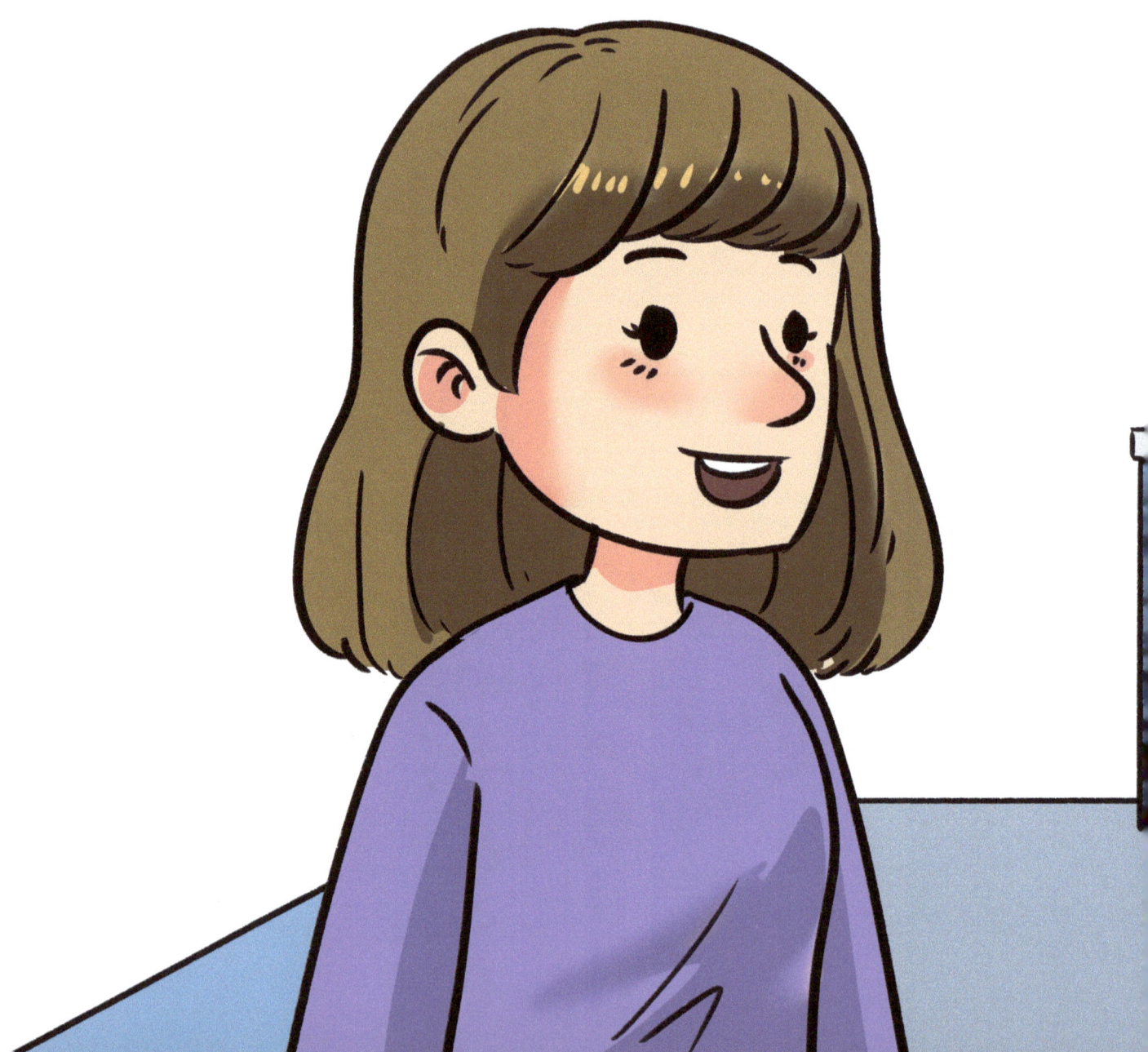

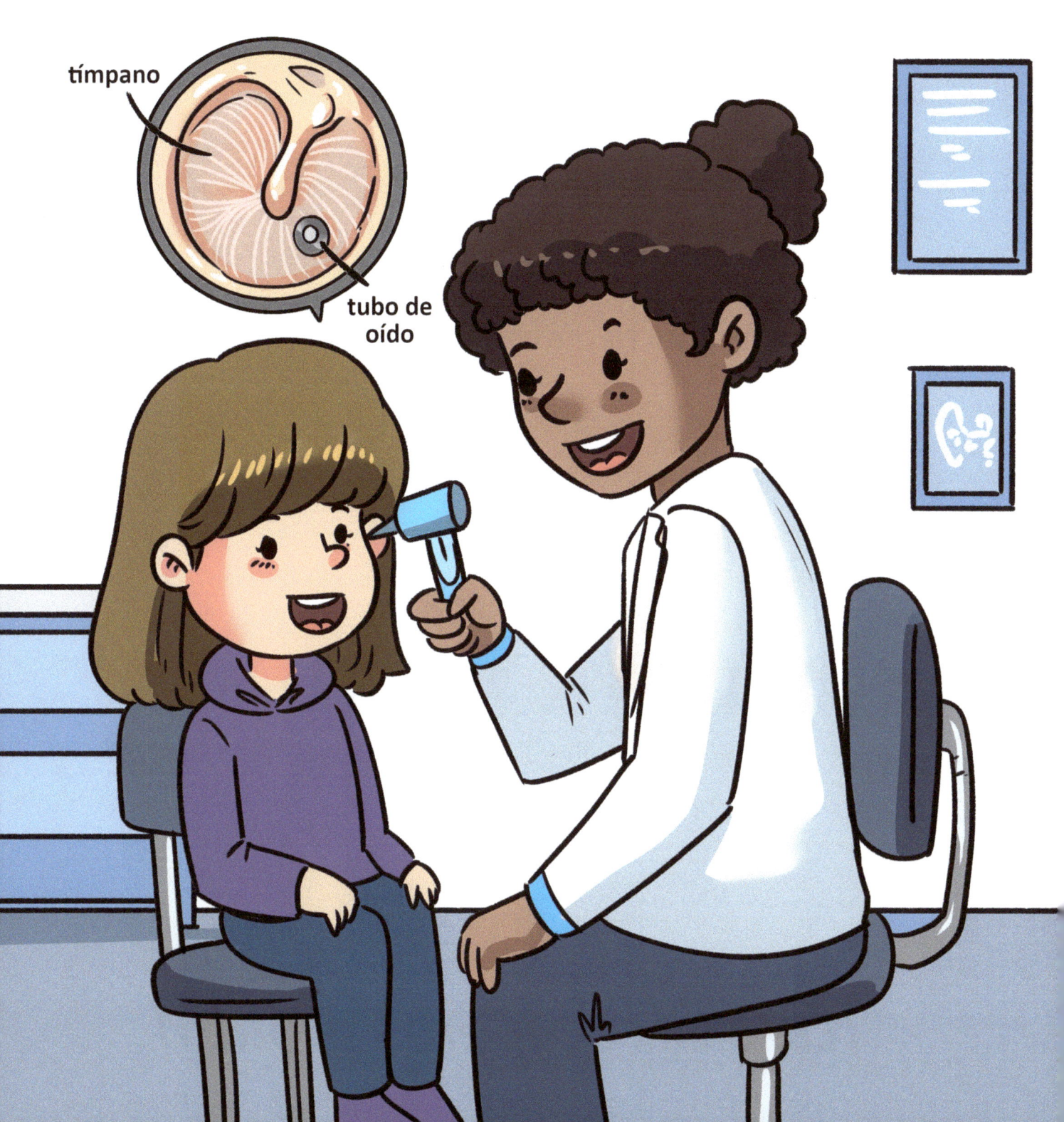

¿Qué harás después de que te pongan el/los tubos de oído?

¿Una fiesta? ¿Una celebración?

¿Cuál es tu forma favorita de celebrar?

Dibuja o escribe tu plan de fiesta a continuación.

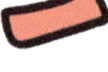

¡Que te recuperes pronto!

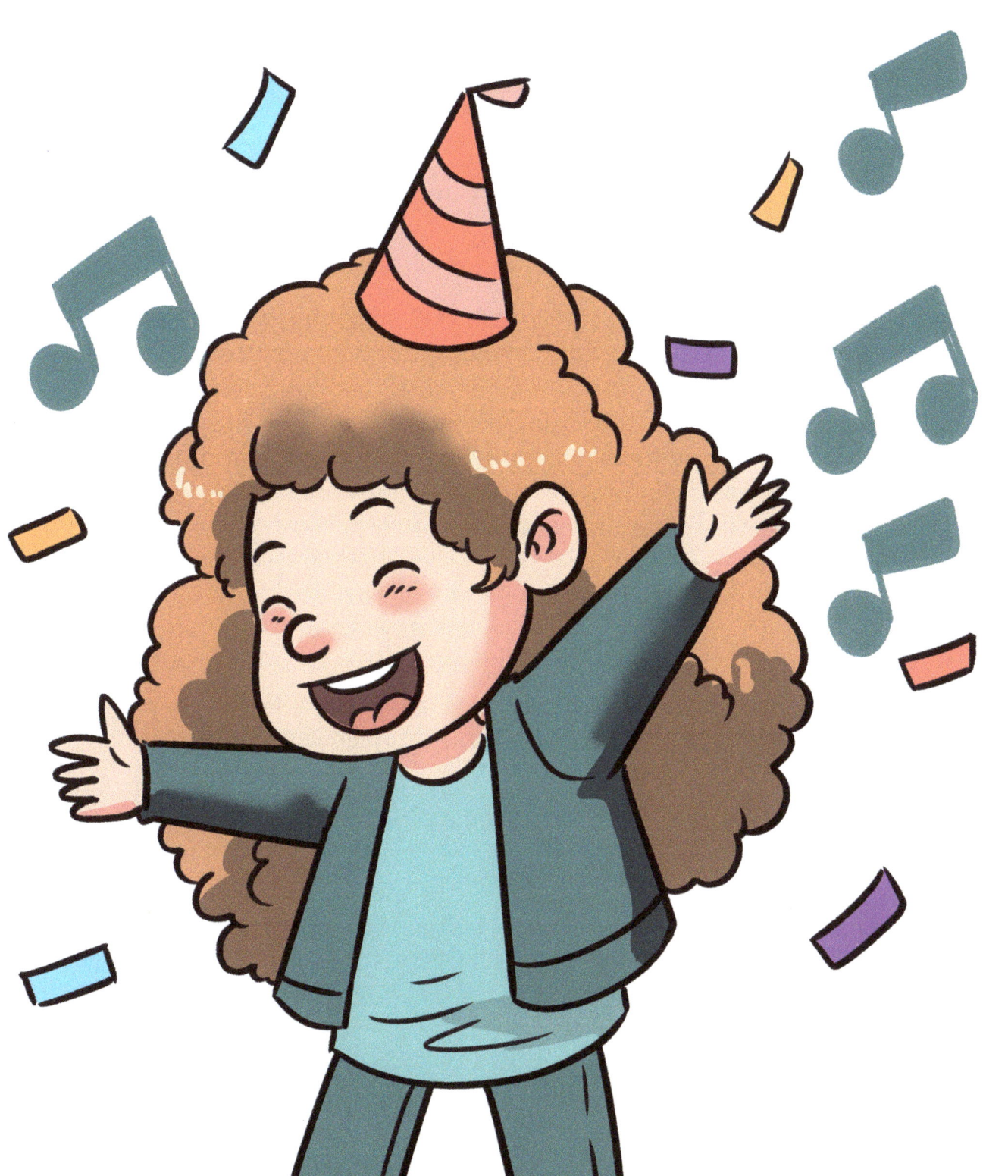

Notas para Padres/Tutores

- La colocación del catéter intravenoso (IV) en este grupo de edad suele realizarse después de que el niño está dormido en la sala de operaciones. En algunos casos, el catéter IV puede no ser necesario.

- Después de la cirugía, es común que los niños se sientan confundidos, desorientados o irritables, y pueden llorar, sollozar, patear, gritar o agitarse. Normalmente, la anestesia tarda aproximadamente una hora en desaparecer.

- Instrucciones/restricciones postoperatorias: El médico de su hijo(a) debe darle instrucciones específicas sobre (1) lo que su hijo(a) puede y no puede hacer durante el período de recuperación, (2) la duración de las restricciones postoperatorias, y (3) cualquier seguimiento posterior a la cirugía. Además, (4) debe indicarle qué observar y cuándo es necesario que regrese al hospital en caso de una emergencia. Si lo olvidan, por favor recuérdeles amablemente y obtenga estas instrucciones/restricciones antes de salir del hospital.

Aviso Legal

Por favor, ten en cuenta que las ilustraciones no están dibujadas a escala.

Este libro está escrito con fines informativos, educativos y de crecimiento personal, y no debe ser utilizado como sustituto de las recomendaciones médicas.

Por favor, consulta al médico de tu hijo si necesitan atención médica y para asegurarte de que la información en este libro se relaciona con la condición médica y las necesidades de tu hijo. No puedo garantizar que lo que experimente tu hijo sea exactamente lo que se discute en este libro.

El autor y el editor no son responsables, directa o indirectamente, de ningún daño, pérdida monetaria o reparación debido a la información en este libro. Al leer este libro, los lectores acuerdan no responsabilizar al autor, al editor y al traductor por ninguna pérdida como resultado de errores, inexactitudes u omisiones en este libro.

Por favor, ten en cuenta que la experiencia de tu hijo depende del lugar, la instalación, su condición médica y el equipo de atención médica. Utiliza este libro junto con las recomendaciones del médico de tu hijo. Gracias.

¿Este libro ilustrado ayudó de alguna manera a tu hijo(a)?
Si es así. ¡Cuéntame sobre su experiencia!

www.amazon.com/gp/product-review/B0F9VX3W9J

Para otros títulos de libros, puedes visitar:

www.fzwbooks.com

Conectar con el Autor

Correo electrónico: books@fzwbooks.com
facebook/instagram: @FZWbooks

¡Disponible Ahora!

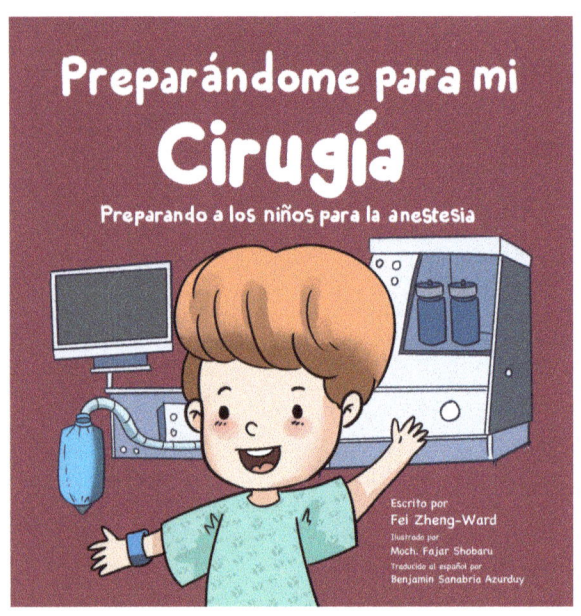
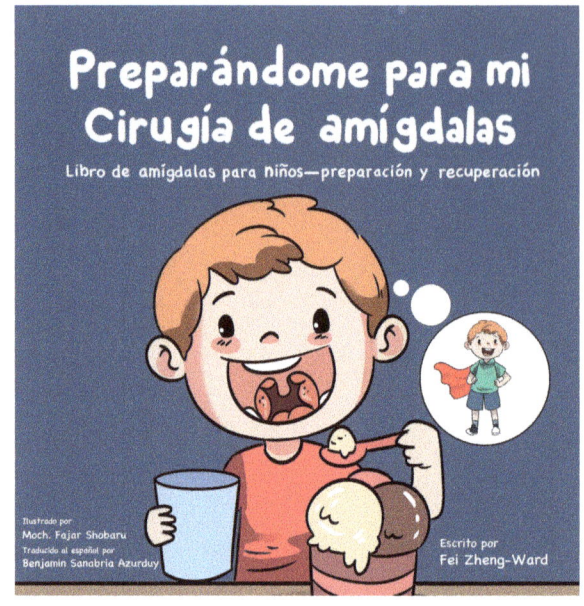
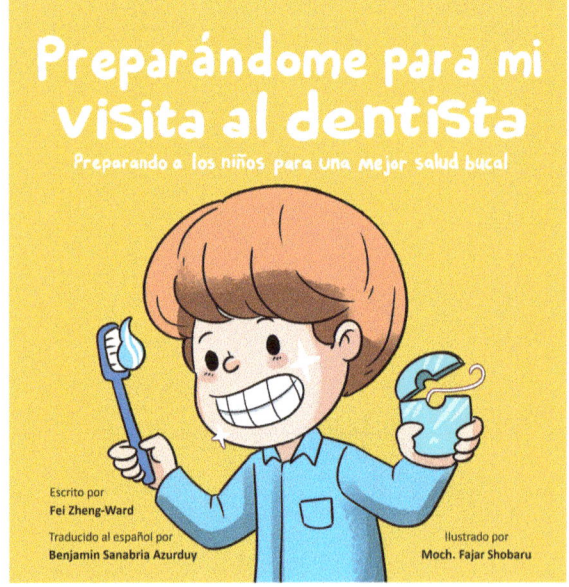
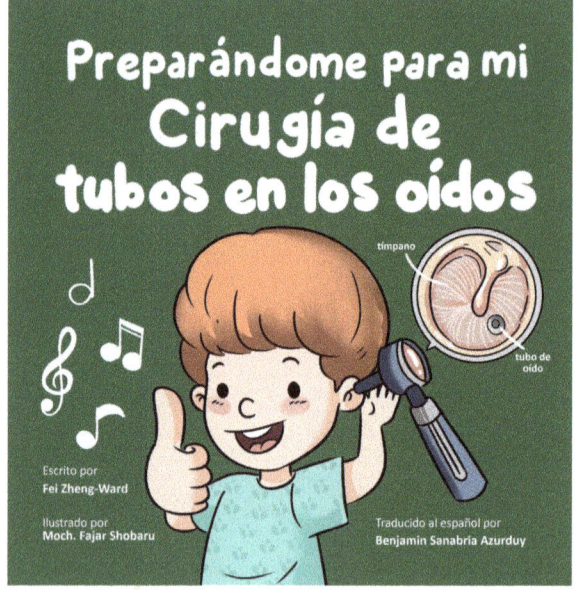